现代神经疾病诊疗学

曹志刚 谷勇轩 孔 屏 刘 鹏 赵兴超 杨艳娥 主编

吉林科学技术出版社

图书在版编目（ＣＩＰ）数据

现代神经疾病诊疗学 / 曹志刚等主编. -- 长春：
吉林科学技术出版社，2024.5
ISBN 978-7-5744-1389-4

Ⅰ．①现… Ⅱ．①曹… Ⅲ．①神经系统疾病－诊疗
Ⅳ．①R741

中国国家版本馆 CIP 数据核字(2024)第 102464 号

现代神经疾病诊疗学

主　　编	曹志刚　等
出 版 人	宛　霞
责任编辑	隋云平
封面设计	杨　慧
制　　版	杨　慧
幅面尺寸	185mm × 260mm
开　　本	16
字　　数	150 千字
印　　张	10.25
印　　数	1~1500 册
版　　次	2024 年5月第1 版
印　　次	2024年12月第1次印刷

出　　版	吉林科学技术出版社
发　　行	吉林科学技术出版社
地　　址	长春市福祉大路5788 号出版大厦A 座
邮　　编	130118
发行部电话/传真	0431-81629529 81629530 81629531
	81629532 81629533 81629534
储运部电话	0431-86059116
编辑部电话	0431-81629510
印　　刷	三河市嵩川印刷有限公司

书　　号	ISBN 978-7-5744-1389-4
定　　价	60.00元

《现代神经疾病诊疗学》

编委会

主　编

曹　志　刚（青岛市城阳区人民医院）

谷　勇　轩（济宁市第二人民医院）

孔　　　屏（天津医科大学总医院）

刘　　　鹏（北京朝阳中西医结合急诊抢救医院）

赵　兴　超（山东省莘县人民医院）

杨　艳　娥（山东省高唐县人民医院）

副主编

许　德　栋（海南医学院第二附属医院）

叶　指　南（台州市立医院）

李　锦　晓（新沂市人民医院）

艾达尼阳（内蒙古自治区人民医院）

蒋　　　蔚（常州市武进人民医院）

胡　卫　华（南昌大学第一附属医院高新医院）

丁　仁　文（于都县人民医院）

前　言

　　本书是关于现代神经疾病诊疗学的著作。神经系统包括中枢神经系统和周围神经系统，在机体内起着主导作用。随着科学技术的不断创新和发展，神经系统疾病的诊疗与研究日渐活跃起来，各种理论和方法层出不穷，许多神经系统疾病的治疗有了很大的改善，各种疾病的治疗更加规范化。但是大多数神经系统疾病都会造成躯体功能障碍，神经康复作为改善功能障碍的有效手段，逐渐被国内医务工作者高度重视。本书从临床工作的实际出发，力求用最简洁的方式介绍神经系统常见疾病，内容涵盖了神经内科与神经外科常见疾病的诊疗方法。本书内容简明扼要，结构清晰、明确，实用性较强，适合各基层医院医师及医学生参考阅读。

目　录

第一章 颅脑损伤

第一节 颅骨骨折

颅骨骨折的发生是暴力作用于头颅所产生的反作用力的结果，如果头颅随暴力作用的方向移动，没有形成反作用力，则不至于引起骨折。颅骨具有一定的黏弹性，在准静态下，成人颅骨承受压缩时最大的应力松弛量为12%，最大的应变蠕变量为11.5%左右。同时，颅骨的内、外板拉伸弹性模量、破坏应力和破坏应力对应变率的敏感性亦有一定限度，其抗牵张强度小于抗压缩强度，故当暴力作用于其上时，承受牵张力的部分总是先破裂。如果打击的强度大、受力面积小，多以颅骨的局部变形为主，常致凹陷性骨折，伴发的脑损伤也较局限；若着力的面积大而强度较小时则易引起颅骨的整体变形，而发生多数线性骨折或粉碎性骨折，伴发的脑损伤亦较广泛。

1.颅骨局部变形

颅盖（穹隆部）遭受外力打击时，着力部分即发生局部凹曲变形，而外力作用终止时，颅骨随即弹回原位。若暴力速度快、作用面积小，超过颅骨弹性限度时，着力的中心区即向颅腔内呈锥形陷入，内板受到较大的牵张力而破裂。此时如果暴力未继续作用于颅骨上，外板可以弹回而复位，故可以保持完整，造成单纯内板骨折，成为后期外伤性头痛或慢性头痛的原因之一。如果暴力继续作用，则外板亦将随之折裂，造成以打击点为中心的凹陷或其外周的环状或线性骨折。若致暴力的作用仍未耗尽或属高速强力之打击，则骨折片亦被陷入颅腔内，而形成粉碎凹陷性骨折或洞形骨折。

2.颅骨整体变形

头颅的骨质结构和形态，犹如一个具有弹性的半球体，颅盖部呈弧形，颅底部如断面，恰如弓与弦的关系。在半球体的任何一处加压，均可使弓与弦因受力而变形。例如，当侧方受压时，头颅的左右径变短而前后径加大；反之，前后方的暴力常使矢状径缩短而横径相应变长。因此，当暴力为横向作用时骨折线往往垂直于矢状线，折向颞部和颅底；当暴力是前后方向，骨折线常平行于矢状线，向前伸至颅前窝，向后可达枕骨，严重时甚至引起矢状缝分离性骨折。此外，当重物垂直作用于头顶部及臀部或足跟着地的坠落伤，暴力经脊柱传至颅底。这两种情况，无论是自上而下还是自下而上，其作用力与反作用力都在枕骨大孔区遭遇，引起局部变形，造成轻度颅底线性骨折，重者可致危及生命的颅底环形骨折，骨陷入颅内。

3.颅骨的拱架结构

颅盖与颅底均有一些骨质增厚的部分，作为颅腔的拱柱和桥架，能在一定程度上对外力的压缩或牵张，起到保护颅脑损伤的作用。颅盖的增强部分有鼻根、额部颧突、乳突及枕外隆凸4个支柱；其间又有眶上缘、颞嵴、上项线及矢状线4个位居前方、侧方、后方及顶部中央的骨弓，形成坚强的拱柱。颅底的增强部分有中份的枕骨斜坡、两侧有蝶骨嵴和岩锥，形成梁架，有力地支撑颅底、承托颅脑，并与周围的颅盖部支柱相接，结合为有相当韧性和弹性的颅腔，完美地保护着神经中枢。当头颅遭受打击时，暴力除了引起局部颅骨凹陷变形之外，同时将造成不同程度的整体颅骨变形，若暴力的能量在局部全部被吸收，消耗殆尽，则仅引起凹陷性骨折或着力部的损伤；如果暴力的能量并未耗竭，继续作用在头颅上，由于颅骨整体变形，骨折线将通过着力点沿颅骨的薄弱部分延伸，也就是在增厚的拱架间区发生折裂。这种规律见于颅骨骨折，尤其多见于颅底骨折，由于颅底厚薄不一，含有许多孔、裂，因而骨折线常经骨质薄弱的部分穿过。

4.颅骨骨折的规律性

暴力作用的方向、速度和着力面积等致伤因素对颅骨骨折的影响较大，具有一定的规律性，概括如下。

暴力作用的力轴及其主要分力方向多与骨折线的延伸方向一致，但遇有增厚的颅骨拱梁结构时，常折向骨质薄弱部分。若骨折线径直横断拱梁结构，或引起骨缝分离，则说明暴力强度甚大。

暴力作用的面积小而速度快时，由于颅骨局部承受的压强较大，故具有穿入性，常致洞形骨折，骨片陷入颅腔；若打击面积大而速度较快时，多引起粉碎凹陷性骨折；若作用面积大而速度较缓时，常引起通过着力点的线性骨折；若作用点的面积大而速度较缓时，可致粉碎性骨折或多数线性骨折。

垂直于颅盖的打击易引起局部凹陷或粉碎性骨折；斜行打击多致线性骨折，并向作用力轴的方向延伸，往往折向颅底；枕部着力的损伤常致枕骨骨折或伸延至颞部及颅中窝的骨折。

暴力直接打击在颅底平面上，除较易引起颅底骨折外，其作用力向上时，可将颅骨掀开；暴力作用在颅盖的任何位置，只要引起较大的颅骨整体的变形，即易发生颅底骨折；头顶部受击，骨折线常垂直向下，直接延伸到邻近的颅底；暴力由脊柱上传时，可致枕骨骨折；颅骨遭受挤压时往往造成颅底骨折。

额部受击时可引起下颌关节凹骨折，但头部因可沿作用力的方向移动而缓冲外力对颅颈交界区的冲撞；上颌骨受击时不仅易致颌骨骨折，尚可通过内侧角突将暴力上传至筛板而发生骨折；鼻根部受击可致额窦及颅前窝骨折。

按颅骨骨折的部位，可分为颅盖骨折和颅底骨折。根据骨折的形态不同，又可分为线性骨折、凹陷骨折、粉碎性骨折、洞形骨折及穿透性骨折。此外，按骨折的性质，视骨折处是否与外界相通，又分为闭合性骨折和开放性骨折，后者包括颅底骨折伴有硬脑膜破裂而伴发外伤性气颅或脑脊液漏者。

一、颅盖骨折

颅盖骨折即穹隆部骨折，顶骨及额骨为多发部位，枕骨及颞骨次之。颅盖骨折有 3 种主要形态，即线性骨折、粉碎性骨折和凹陷骨折。骨折的形态、部位和走向与暴力作用方向、速度和着力点有密切关系，可借以分析损伤机制。不过，对闭合性颅盖骨折，若无明显凹陷仅为线性骨折时，单靠临床征象很难确诊，常需行 X 线片或头颅 CT 片检查始得明确。即使对开放性骨折，如欲了解骨折的具体情况，特别是骨折碎片进入颅内的数目和位置，仍有赖于 X 线片和头颅 CT 扫描检查。

1.线性骨折

单纯的线性骨折本身无须特殊处理,问题在于因骨折而引起的脑损伤或颅内出血,尤其是硬膜外血肿,常因骨折线穿越脑膜中动脉而致出血。因此,凡有骨折线通过上矢状窦、横窦及脑膜血管沟时,均需密切观察,及时做可行的辅助检查,以免贻误颅内血肿的诊断。

线性骨折常伴发局部骨膜下血肿,尤其以儿童较多。当骨折线穿过颞肌或枕肌在颞骨或枕骨上的附着区时,可出现颞肌或枕肌肿胀而隆起,这一体征亦提示该处可能有骨折发生。

儿童生长性骨折:好发于额、顶部,为小儿颅盖线性骨折中的特殊类型,尤以婴幼儿多见。一般认为小儿硬脑膜较薄且与颅骨内板贴附较紧,当颅骨发生骨折裂缝较宽时,硬脑膜亦常同时发生撕裂、分离,以致局部脑组织、软脑膜及蛛网膜突向骨折的裂隙。由于脑搏动的长期不断冲击,使骨折裂缝逐渐加宽,以致脑组织继续突出,最终形成局部搏动性囊性脑膨出,患儿常伴发癫痫或局限性神经功能损害,治疗为早期手术修补硬脑膜缺损。手术方法应视有无癫痫而定,对伴发癫痫者需连同癫痫源灶一并切除,然后修复硬脑膜。对单纯生长性骨折并发脑膨出的患儿,则应充分暴露颅骨缺口,在脑膨出之顶部最薄弱处切开,清除局部积液及脑瘢痕组织,尽量保留残存的硬脑膜,以缩小修复面积。硬脑膜修补材料最好取自患者局部的骨膜、颞肌筋膜、帽状腱膜,亦可切取患者的大腿阔筋膜来修补缺损,必要时则可采用同种硬脑膜或人工脑膜等代用品。颅骨缺损一般都留待后期再行修补,特别是使用人工材料修补硬脑膜后,不宜同时再用无生机的材料修补颅骨缺损。若遇有复发性脑膨出需要同时修补硬脑膜及颅骨缺损时,需查明有无引起颅内压增高的因素,予以解除。颅骨修补宜采用患者自身肋骨劈开为两片或颅骨劈开内外板,加以修补为佳。

2.凹陷骨折

凹陷骨折多见于额骨、顶骨部,常为接触面较小的钝器打击或头颅碰撞在凸出的物体上所致。着力点头皮往往有擦伤、挫伤或挫裂伤。颅骨大多全层陷入颅内,偶尔仅为内板破裂下凹。一般单纯凹陷骨折,头皮完整,不伴有脑损伤,多为闭合性损伤,但粉碎性凹陷骨折则常伴有硬脑膜和脑组织损伤,甚至引起颅内出血。

（1）闭合性凹陷骨折：儿童较多，尤其是婴幼儿颅骨弹性较好，钝性的致伤物可引起颅骨凹陷，但头皮完整无损，类似乒乓球样凹陷，亦无明显的骨折线可见。患儿多无神经功能障碍，无须手术治疗。如果凹陷区较大较深，或有脑受压症状和体征时，可于凹陷旁钻孔，小心经硬膜外放入骨橇，将陷入骨片翘起复位。术后应密切观察以防出血。

成年人单纯凹陷性骨折较少，如果直径小于 5cm，深度不超过 1cm，未伴有神经缺损症状和体征，亦无手术之必要。若凹陷骨折过大过深，伴有静脉窦或脑受压征象时，则应手术整复或摘除陷入之骨折。术前应常规拍摄 X 线片及进行 CT 扫描，了解凹陷范围、深度和骨折片位置。手术方法是在全麻下充分暴露凹陷骨折区，做好输血准备，以防突发出血。在凹陷的周边钻孔，然后沿骨折线环形咬开或用铣刀切开，小心摘除陷入之骨片，清除挫伤、碎裂组织及凝血块，认真止血。检查硬脑膜下有无出血，必要时应切开硬脑膜探查。术毕，硬脑膜应完整修复，骨折片带有骨膜的或内、外部完全分离的，可以拼补在缺损区作为修补。若缺损过大，则应用人工材料修补或留待日后择期修补。

（2）开放性凹陷骨折：常系强大之打击或从高处坠落在有突出棱角的物体上而引起的开放性颅脑损伤，往往头皮、颅骨、硬脑膜及脑均可能受累。临床所见开放性凹陷骨折有洞形凹陷骨折及粉碎凹陷骨折 2 种常见类型。

1）洞形凹陷骨折：多为接触面积较小的重物打击所致，如钉锤、铁钎杆或斧头等凶器，或偶尔因头颅碰撞在坚硬的固体物体上而引起，由于着力面积小、速度快，具有较强的穿透力，故可直接穿破头皮及颅骨而进入颅腔。颅骨洞形骨折的形态往往与致伤物形状相同，是法医学认定凶器的重要依据。这种洞形骨折的骨碎片常陷入脑组织深部，造成严重的局部脑损伤、出血和异物存留。但由于颅骨整体变形较小，一般都没有广泛的颅骨骨折和脑弥散性损伤。因此，临床表现常以局部神经缺损为主。治疗原则是尽早施行颅脑清创缝合术，变开放伤为闭合伤，防止感染，减少并发症和后遗症。手术前应例行 X 线片检查或 CT 扫描检查，了解骨折情况和陷入脑内的骨碎片位置、数目，作为清创时的参考。手术时，头皮清创方法已如前述，延长头皮创口，充分暴露骨折凹陷区，将洞形骨折沿周边稍加扩大，取出骨折片，骨窗大小以能显露出正常硬脑膜为度，按需要切开硬膜裂口，探查硬脑膜下及脑表面的情况，然后循创道小心清除脑内碎骨片、异物及挫碎的脑组织，并核对 X 线片上的发现，尽量不造成新的创伤。位置深在、已累及脑重要结构或血管的骨碎片，不可勉强悉数摘除，以免加重伤情或导致出血。清创完毕，应妥当止血，缝合或修补硬脑膜。骨缺损留待伤口愈合 3 个月之后再择期修补。

2）粉碎凹陷骨折：粉碎性骨折伴有着力部骨片凹陷，常为接触区较大的重物致伤，不仅局部颅骨凹陷变形明显，引起陷入，同时，颅骨整体变形亦较大，造成多数以着力点为中心的放射性骨折。硬脑膜常被骨碎片刺破，偶尔亦有硬脑膜完整者，不过脑损伤均较严重，除局部有冲击伤之外，常有对冲性脑挫裂伤或颅内血肿，治疗方法与洞形骨折相似，术前除拍摄 X 线片外，尚应做 CT 扫描检查了解脑组织损伤及出血情况。清创时对尚连有骨膜的骨片不宜摘除，仍拼补在骨缺损区，以缩小日后需要修补的面积。

（3）凹陷骨折手术适应证与禁忌证：凹陷性骨折，有一定的手术适应证与禁忌证。

1）适应证：①骨折凹陷深度＞1cm；②骨折片刺破硬脑膜，造成出血和脑损伤；③凹陷骨折压迫脑组织，引起偏瘫、失语和局限性癫痫；④凹陷骨折的压迫，引起颅内压增高；⑤位于额面部影响外观。对静脉窦上的凹陷骨折手术应持慎重态度，有时骨折片已刺入窦壁，但尚未出血，在摘除或撬起骨折片时可造成大出血，故应先做好充分的思想、技术和物质上的准备，然后才施行手术处理。儿童闭合性凹陷骨折，多钻孔将骨折片撬起复位；成人凹陷骨折难以整复时，往往要把相互嵌顿的边缘咬除才能复位；如实在无法复位，可将下陷之颅骨咬除，用颅骨代用品作I期颅骨成形术或留待日后择期修补。

2）禁忌证：①非功能区的轻度凹陷骨折，成年人单纯凹陷骨折，如果直径＜5cm，深度不超过 1cm，不伴有神经缺损症状和体征者；②无脑受压症状的静脉窦区凹陷骨折；③年龄较小的婴幼儿凹陷骨折，有自行恢复的可能，如无明显局灶症状，可暂不手术。

二、颅底骨折

1.概述

单纯性颅底骨折很少见，大多为颅底和颅盖的联合骨折。颅底骨折可由颅盖骨延伸而来，或着力部位于颅底水平，头部挤压伤时暴力使颅骨普遍弯曲变形，在少数情况下，垂直方向打击头顶或坠落时臀部着地也可引起颅底骨折。以线性为主，可仅限于某一颅窝，亦可能穿过两侧颅底或纵行贯穿颅前窝、颅中窝、颅后窝。由于骨折线经常累及鼻窦、岩骨或乳突气房，使颅腔和这些窦腔交通而形成隐性开放性骨折，易致颅内继发感染。

暴力作用的部位和方向与颅底骨折线的走向有一定规律，可作为分析颅骨骨折的参考：额部前方受击，易致颅前窝骨折，骨折线常向后经鞍旁而达枕骨；额部前外侧受击，骨折线可横过中线经筛板或向蝶鞍而至对侧颅前窝或颅中窝；顶前份受击，骨折线常经颞前延伸至颅前窝或颅中窝；顶间区受击，可引起经过颅中窝，穿越蝶鞍和蝶骨小翼而至对侧颅前窝的骨折线；顶后份受击，骨折线可经岩骨向颅中窝内侧延伸；颞部受击，骨折线指向颅中窝底，并向内横过蝶鞍或鞍背到对侧；颞后份平颅中窝底的暴力，可致沿岩骨前缘走向岩尖、卵圆孔、鞍旁、圆孔，再经鞍裂转向外侧，终于翼点的骨折；枕部受击，骨折线可经枕骨指向岩骨后面甚至横断之；或通过枕骨大孔而折向岩尖至颅中窝或经鞍旁至颅前窝。

2.临床表现及诊断

（1）症状与体征：颅底骨折临床表现特殊、典型。颅前窝、颅中窝、颅后窝骨折表现又各不相同。总的来说，临床上有三大体征：①迟发性瘀斑、淤血；②脑脊液鼻、耳漏；③脑神经损伤。也是诊断颅底骨折的主要依据。

颅前窝底即眼眶顶板，十分薄弱，易破，两侧眶顶的中间是筛板，为鼻腔的顶部，其上有多数小孔，容嗅神经纤维和筛前动脉通过。颅前窝发生骨折后，血液可向下浸入眼眶，引起球结膜下出血，以及迟发性眼睑皮下淤血，多在伤后数小时始渐出现，呈紫蓝色，俗称"熊猫眼"，对诊断有重要意义。但有时与眼眶局部擦挫伤互相混淆，后者呈紫红色并常伴有皮肤擦伤及结膜内出血，可资鉴别。颅前窝骨折累及筛窝或筛板时，可撕破该处硬脑膜及鼻腔顶黏膜，而致脑脊液鼻漏和（或）气颅，使颅腔与外界交通，可引发感染，应视为开放性损伤。脑脊液鼻漏早期多呈血性，需与鼻出血区别，将漏出液中红细胞计数与外周血相比，或用尿糖试纸测定是否含糖，不难确诊。此外，颅前窝骨折还伴有单侧或双侧嗅觉障碍，眶内出血可致眼球突出，若视神经受累或视神经管骨折，还可出现不同程度的视力障碍。

颅中窝底为颞骨岩部，前方有蝶骨翼，后方是岩骨上缘和鞍背，侧面是颞骨鳞部，中央是蝶鞍即垂体所在。颅中窝骨折往往累及岩骨而损伤内耳结构或中耳腔，故患者常有听力障碍和面神经周围性瘫痪。由于中耳腔受损脑脊液即可由此经耳咽管流向咽部或经破裂的鼓膜进入外耳道形成脑脊液耳漏。若骨折伤及海绵窦则可致动眼神经、滑车神经、三叉神经或展神经麻痹，并引起颈骨动脉假性动脉瘤或海绵窦动静脉瘘的可能，甚至导致大量鼻出血。若骨折累及蝶鞍，可造成蝶窦破裂，血液和脑脊液可经窦腔至鼻咽部，引起脑脊液鼻漏或咽后壁淤血肿胀。少数患者并发尿崩症，则与鞍区骨折波及下丘脑或垂体柄有关。颅中窝骨折的诊断主要依靠临床征象如脑脊液耳漏，耳后迟发性瘀斑（Battle征）及伴随的脑神经损伤。如果并发海绵窦动静脉瘘或假性动脉瘤时，患者常有颅内血管及患侧眼球突出、结膜淤血、水肿等特征性表现，临床不难诊断。

颅后窝的前方为岩锥的后面，有内耳孔通过面神经及听神经，其后下方为颈静脉孔，有舌咽神经、迷走神经、副神经及乙状窦通过，两侧为枕骨鳞部，底部中央是枕骨大孔，其前外侧有舌下神经经其孔出颅。颅后窝骨折时虽有可能损伤上述各对脑神经，但临床上并不多见，其主要表现多为颈部肌肉肿胀，乳突区皮下迟发性瘀斑及咽后壁黏膜淤血水肿等征象。

（2）影像学检查：对颅底骨折的诊断意义不大。①由于颅底骨质结构复杂、凹凸不平，又有许多裂孔，故X线检查难以显示骨折线，但有时患者咽后壁软组织肿胀得以显示，亦可作为颅底骨折的间接影像；拍摄X线汤氏位照片，即向头端倾斜30°的前后位像，常能显示枕骨骨折；若骨折线穿越横窦沟时，则有伴发幕上下骑跨式硬膜外血肿或横窦沟微型血肿的可能，应予注意。此外，枕骨大孔环形骨折或颅颈交界处关节脱位和（或）骨折，也可以采用X线片检查做出诊断。②CT扫描可利用窗宽和窗距调节，清楚显示骨折的部位，有一定价值。③MRI检查对颅后窝骨折尤其是对颅颈交界区的损伤有价值。

（3）治疗：颅底骨折本身无须特殊处理，治疗主要是针对由骨折引起的并发症和后遗症。原则：不堵流，头高患侧卧，防感染，忌腰椎穿刺。早期应以预防感染为主，可在使用能透过血-脑脊液屏障的抗菌药物的同时，做好五官清洁与护理，避免用力擤鼻及放置鼻饲胃管。采用半坐卧位，鼻漏任其自然流出或吞咽下，颅压下降后脑组织沉落在颅底漏孔处，促其愈合，切忌填塞鼻腔。通过上述处理，鼻漏多可在 2 周内自行封闭愈合，对经久不愈长期漏液达 4 周以上，或反复引发脑膜炎以及有大量溢液的患者，则应在内镜下或开颅施行硬脑膜修补手术。

视神经损伤：闭合性颅脑损伤伴视神经损伤的发生率为 0.5%～0.4%，且大多为单侧受损，常因额部或额颞部的损伤引起，特别是眶外上缘的直接暴力，往往伴有颅前窝和（或）颅中窝骨折。视神经损伤的部位，可以在眶内或视神经管段，亦可在颅内段或视交叉部。视神经损伤后，患者立即表现出视力障碍，如失明、视敏度下降、瞳孔直接对光反射消失等。视神经损伤的治疗较困难，对已经断离的视神经尚无良策。若系部分性损伤或属继发性损害，应在有效解除颅内高压的基础上，给予神经营养性药物及血管扩张剂，必要时可行血液稀释疗法，静脉滴注低分子右旋糖酐及丹参注射液，改善末梢循环，亦有学者采用溶栓疗法。视神经管减压手术，仅适用于伤后早期（＜12 小时）视力进行性障碍，并伴有视神经管骨折变形、狭窄或有骨刺的患者，对于伤后视力立即丧失且有恢复趋势的伤员，手术应视为禁忌。

三、颅骨生长性骨折

1.概述

颅骨生长性骨折是颅脑损伤中少见的一种特殊类型的骨折，即骨折后骨折缝不愈合，反而逐渐扩大造成永久性的颅骨缺损，同时伴有脑组织的膨出，并可产生一系列的并发症。本病好发于顶部，其次为额部、枕部，偶发在颅底，表现为头部搏动性包块、颅骨缺损和神经功能障碍。颅骨生长性骨折的发病率很低，有文献报道颅骨生长性骨折在婴幼儿颅脑外伤中占 0.05%～1%，50%发生在 1 岁以内，90%发生在 3 岁以内。

2.病理生理

小儿硬脑膜较薄且与颅骨内板贴附紧密，颅骨发生分离骨折时，下面的硬脑膜同时发生撕裂，此时如硬脑膜、蛛网膜、软脑膜及脑组织突入骨折裂隙之间，即存在向外部生长的"力量"促成生长性骨折的发生。如蛛网膜突入后可能形成某种程度的活瓣样作用，使脑脊液流出而不易返回，形成局部的液体潴留；同时骨折裂缝长期受脑搏动的冲击，使骨折裂缝进一步分离及骨折缝缘脱钙吸收，形成颅骨缺损逐渐加宽，导致脑组织膨出继续加重。婴幼儿期颅脑生长发育较快也是促使脑膨出加重和颅骨缺损增大的重要因素。局部脑组织的挫裂伤及膨出脑组织在骨窗缘受压迫导致血供障碍，使局部脑组织萎缩、坏死、吸收，是膨出脑组织发生囊性变形成囊肿的主要原因。若同侧脑软化严重，膨出的脑囊肿可以和脑室相通形成脑穿通畸形，加重神经功能障碍。囊肿的形成和扩大可以使颅骨缺损增大。部分病例没有明显的脑膨出，局部以胶质瘢痕增生为主要病理表现。

3.临床表现

颅骨生长性骨折的最常见症状为颅脑外伤后数周至数月颅盖部出现进行性增大的软组织包块，可呈搏动性。多伴发偏瘫、失语等局限性神经功能障碍，其次是局灶性癫痫发作，部分患者抽搐是首发症状。发生于颅盖部的颅骨生长性骨折患者，病程中期、后期均可触及颅骨缺损。发生于颅底的颅骨生长性骨折不出现包块，神经系统功能障碍为主要表现，其他少数病例表现为眼部症状、脑膜炎等。一组 60 例的病例报告发现：2/3 患者出现偏瘫，近一半存在癫痫发作。

4.诊断与鉴别诊断

降低严重颅骨生长性骨折的发生主要靠早期诊断。多数学者认为颅骨线性骨折在 X 线片显示骨折缝宽度在 4mm 以上是颅骨生长性骨折的确诊标准。但一组 63 例骨折缝宽度大于 3mm 的婴幼儿分离性颅骨骨折病例报告中提示，约 83%（52 例）存在明确硬脑膜破裂并手术治疗；约 17%（11 例）无明确硬脑膜破裂。随访 6 个月～3 年均无生长性骨折发生。在此组病例中 14 例骨折缝宽度＜4mm 存在硬脑膜破裂、脑组织疝出，6 例骨折缝宽度＞4mm 而未发现硬脑膜破裂或脑组织疝出。提示骨折缝宽度＞4mm 不能作为颅骨生长性骨折的唯一诊断标准。笔者手术发现 1 例骨折缝小于 1mm 却存在硬脑膜破裂的患者，可能原因是幼儿颅骨较软，外伤即刻颅骨骨折明显变形移位造成硬脑膜撕裂，外力消失后移位骨板回弹复位，在颅骨影像学上骨折呈线性，无明显分离。在临床工作中需避免此类情况所致的漏诊。

　　颅骨生长性骨折局部包块需与单纯头皮血肿鉴别。颅盖部骨折后如出现逐渐增大的局部搏动性肿块，基底部触及颅骨缺损，则高度提示颅骨生长性骨折。典型的颅骨生长性骨折诊断并不困难，表现为外伤后合并颅骨骨折并逐渐出现骨折缝增宽、颅骨缺损，局部搏动性包块。但颅骨生长性骨折早期诊断尤其重要，早期硬脑膜修补可避免颅骨缺损及继发性脑损伤。准确判断颅骨骨折是否伴有硬脑膜破裂非常关键，因为颅骨骨折伴硬脑膜破裂是发生颅骨生长性骨折的病理基础。应根据颅骨骨折、脑损伤、合并头皮血肿等情况并辅助影像学检查，仔细判断是否有硬脑膜破裂。发生颅骨生长性骨折的病例往往有如下特征：①位于颅盖部。②骨折相应部位脑组织有明显挫裂伤。③骨折缝有分离，一般＞3mm。④局部头皮肿胀与单纯头皮血肿（此时多为骨膜下血肿）有所不同：单纯头皮血肿有明显波动感，早期张力较高，数天后张力明显降低；合并硬脑膜破裂者头皮肿胀波动感稍差，几天后有明显沿骨折走形的头皮下软组织感染（皮下碎烂坏死脑组织）；或者因为脑脊液漏出，较单纯头皮血肿有更明显的皮下水样波动感。⑤头皮下穿刺可见碎裂脑组织或淡血性脑脊液，此方法简便易行，安全可靠。⑥头颅 CT 检查可见皮下积液密度比头皮血肿低，结合三维 CT 及 MRI 判断硬脑膜完整性，典型病例可见脑组织疝出。一般情况下细致的体检结合头皮穿刺可以明确判断。一些难以明确诊断的病例，需充分告知家长密切门诊随访，一旦提示有生长性骨折的征象应及时复诊。

　　5.治疗

　　颅骨生长性骨折重在早发现、早处理，因为早期诊断及治疗是控制整个病情发展的关键环节。颅骨生长性骨折只能采用手术治疗，其主要目的是修补硬脑膜及颅骨缺损，对伴发癫痫者可同时行癫痫灶切除。在病情早期手术较容易，修补硬脑膜后颅骨骨瓣原位复位，即使缝隙较宽一般也不会影响颅骨的生长重建。病情进展后颅骨缺损范围增大，撕裂的硬脑膜常回缩至颅骨缺损区之外，开颅时为了显露出硬脑膜边缘，应在颅骨缺损缘 1～3cm 外钻孔以探查骨孔下方是否存在硬脑膜。若存在硬脑膜即以此为界掀开骨瓣，若没有硬脑膜则需适当再扩大范围。术前还需了解有无硬脑膜下积液、脑积水等引起颅内压增高的并发症，若有则应做相应处理。硬脑膜修补材料可取自患者局部的颅骨骨膜、颞肌筋膜、帽状腱膜，现在使用人工材料（神经补片）修补硬脑膜也是较好的选择。颅骨修补材料以往多采用患者自身的肋骨或劈开的颅骨内外板，目前修补材料主要采用塑形钛网。修补颅骨缺损时需注意，因长时间脑搏动冲击，颅骨缺损边缘成唇样外翻，直接用钛网覆盖成形差，需去除变形的颅骨缺损边缘或打磨平整后再行钛网覆盖。手术皮瓣设计时需考虑到手术范围存在的可变因素，充分估计皮瓣大小。术前的塑形钛网准备可以根据头颅三维 CT 显示的颅骨缺损形状及术中颅骨缺损缘修整范围来设计钛网大小及形状，以获得满意的修复效果。

第二节　创伤性硬脑膜下积液

一、概述

创伤性硬脑膜下积液又名创伤性硬脑膜下水瘤，是颅脑损伤时各种原因导致的硬脑膜下间隙脑脊液聚集。发生率因各家报道不同，占颅脑损伤的 1.16%～10%。儿童发病率较高，约为 19.5%。本病常发生于一侧或两侧额颞部，双侧额部亦多见。

二、发病机制

创伤性硬脑膜下积液的形成机制较为复杂，主要有以下几种。

（1）单向活瓣学说：软脑膜与蛛网膜之间充满脑脊液，由许多蛛网膜小梁相连，而蛛网膜与硬脑膜之间为一潜在间隙，它们之间有桥静脉、少量的蛛网膜颗粒以及病理性粘连。头部创伤时，暴力可造成脑表面、视交叉池、外侧裂池等处的蛛网膜撕裂，破口可呈单向活瓣样，脑脊液可随脑搏动不断从破口，流入硬脑膜下腔，却不能返回蛛网膜下腔而逐渐聚集形成硬脑膜下积液。

（2）血-脑脊液屏障破坏学说：颅脑损伤后，血-脑脊液屏障受到破坏，毛细血管通透性增加，血浆成分大量渗出，聚积在硬脑膜下腔而形成。

（3）脑外伤后，由于硬脑膜下腔出血，聚积的血液中红细胞逐渐破坏后，积液内蛋白质含量升高，或由于炎性反应致硬脑膜胶原合成增加及高蛋白渗出物增多等原因，局部积液的渗透压增高，周围组织水分不断渗入硬脑膜下腔积聚形成硬脑膜下积液。损伤出血可能是其主要原因，手术也证实在小儿颅脑创伤早期硬脑膜下积液都呈血性，慢性期积液呈橘黄色高蛋白液体。

（4）颅内压平衡失调，同时伴蛛网膜撕裂，脑脊液向压力减低区聚积。

（5）婴幼儿蛛网膜颗粒发育不良，易出现各种原因所致的脑脊液吸收不良。外伤及出血引起蛛网膜颗粒损伤或蛛网膜绒毛闭塞，蛛网膜颗粒对脑脊液重吸收减少也是硬脑膜下积液形成的可能原因。

（6）过度脱水、脑萎缩及颅内压减低使硬脑膜与蛛网膜间隙增大，促进硬脑膜下积液的形成。

（7）小儿脑组织含水量较成人高，脑组织脱水后体积萎缩明显，扩大的硬脑膜下腔易形成局部积液；小儿脑蛛网膜菲薄，易被撕破致脑脊液流至硬脑膜下腔。因此小儿创伤后硬脑膜下积液的发病率更高。对不同年龄、不同类型的颅脑损伤患儿，创伤性硬脑膜下积液的发生往往是多种病理生理因素综合影响形成的。

三、临床表现

小儿创伤性硬脑膜下积液的临床表现无明显特异性，多合并中重度脑损伤、硬脑膜下出血等的临床表现过程中。若继发于轻型脑损伤，伤后早期可无明显的临床症状，随着硬脑膜下积液的发生逐渐出现头痛、呕吐等高颅压表现，常见因血性积液所致的烦躁不安、易激惹等脑膜刺激症状，同时伴有神萎、嗜睡、食欲减退等表现。部分患儿可出现局灶性抽搐发作，肢体偏瘫或锥体束征阳性。婴幼儿可表现为前囟饱满、张力增高、搏动消失，颅骨骨缝增宽，头围增大，头皮静脉扩张。由于婴幼儿对高颅压代偿能力较强，极少出现瞳孔散大、光反射消失及昏迷等严重的表现。前囟穿刺或引流可见创伤急性期积液为血性，数周之后逐渐演变为橘黄色清亮积液，细胞数正常而蛋白质含量升高。

根据病情演变转归情况可分为4个不同时期。

1.进展期

发生在伤后早期（1～2周内），表现多合并急性脑损伤的临床症状和体征中。积液的产生使颅内压进行性增高，意识障碍加重，婴幼儿前囟膨隆，可有烦躁、偏瘫、失语等表现。头颅 CT 动态观察积液逐渐增多，脑受压逐渐加重。

2.稳定期

急性期后脑水肿逐渐消退，硬脑膜下积液量多不再增加，高颅压趋于缓解，临床症状改善，病情逐渐稳定。CT 动态观察（2～4 周）硬脑膜下积液量无明显变化，部分病例可形成包裹性硬脑膜下积液。

3.消退期

稳定期病例经一至数月后硬脑膜下积液逐渐吸收，受压的脑组织逐渐复张，临床症状好转。CT 动态观察硬脑膜下积液减少或消失。

4.演变期

部分病例由于脑萎缩严重及形成包裹性硬脑膜下积液，积液可长期存在。包膜的形成常发生在积液后 22～100 天内，积液即转变为"水瘤"，包膜形成后若合并包膜内缓慢出血而导致慢性血肿。由于占位效应为慢性过程，即使积液演变为血肿，多数患儿亦无明显临床症状，仅可表现为脑的功能发育延迟或倒退。复查头颅 CT 可以确诊。

四、辅助检查

头颅创伤后择期多次的头颅 CT 扫描是常规的确诊手段，阳性率达 100%。典型的头颅 CT 表现为颅骨内板下方新月形或弧形低密度影，脑皮层有明显受压表现，脑回变平、脑沟变浅或消失。积液区 CT 值（7～28Hu）稍高于脑室内正常脑脊液 CT 值，边界清晰，增强扫描无强化表现，额、颞、顶部常见，以脑损伤较重一侧明显，可为单侧或双侧。当积液演变为包裹性积液或慢性硬脑膜下血肿时，CT 显示密度增高，增强扫描包膜强化。

头颅 MRI 表现：T_1 加权像、T_2 加权像、质子加权像信号一般稍高于脑脊液信号或基本接近脑脊液信号，同时可以更加清晰显示局部脑损伤情况。MRI 还可以显示积液有无包膜形成。

五、诊断与鉴别诊断

1.创伤性硬脑膜下积液诊断标准

（1）有明确的头部外伤病史，但需考虑到可能被家长忽略的小儿隐匿性头部创伤史。

（2）临床表现主要为原有的脑损伤症状加重或恢复延迟。部分轻型脑损伤患儿可能没有明显症状。

（3）硬脑膜下积液多出现在外伤后 20 天之内，头颅 CT 显示硬脑膜下腔有低密度的均匀的新月形或弧形低密度影。

（4）MRI 显示硬脑膜下腔有稍高于脑脊液信号或接近脑脊液信号的新月形或弧形区域，病变区及周边硬脑膜组织强化不明显。

外伤性硬脑膜下积液可演变为慢性硬脑膜下血肿。其诊断标准：外伤后 CT 扫描发现硬脑膜下积液，复查 CT 发现硬脑膜下积液演变为高 CT 值的硬脑膜下血肿。

2.鉴别诊断

（1）脑外间隙增宽（外部性脑积水）：脑外间隙增宽多无明显症状，部分患儿有头颅异常增大、前囟宽大的体征。少数患儿因头颅创伤后行头颅 CT 检查时偶然发现。脑外间隙增宽的积液部位位于蛛网膜下腔，硬脑膜下积液位于硬脑膜和蛛网膜之间。脑外间隙增宽 CT 表现鉴别为：①为双侧额颞顶部左右对称分布，其下方脑组织沟回无任何受压表现，CT 值与正常脑脊液相同，为 0～10Hu。②多伴纵裂池、侧颞池扩大。③脑室前角稍钝，脑室系统稍扩大，无脑室受压表现。④脑沟加深，脑回变窄，有轻度对称性脑萎缩表现。

值得注意的是，外部性脑积水可以合并硬脑膜下积液，在头颅 CT 上难以区分，而头颅 MRI 可显示两者的分界。

（2）慢性硬脑膜下血肿：外伤可导致急性硬脑膜下血肿，若急性期后发现则已演变为慢性硬脑膜下血肿。外伤性硬脑膜下积液亦可演变为慢性硬脑膜下血肿。早期头颅影像资料对比即可鉴别。若无早期资料对比则通过以下影像特征鉴别：①硬脑膜下积液 CT 值明显低于慢性硬脑膜下血肿。②增强 CT 扫描硬脑膜下积液无强化，而慢性硬脑膜下血肿有边缘强化。③MRI 显示 T_1 加权像、T_2 加权像、质子加权像信号一般稍高于脑脊液信号或基本接近脑脊液信号，而慢性硬脑膜下血肿信号明显较强。增强 MRI 也可见到血肿有明显的边缘强化。

需注意的是，急性期单侧小儿硬脑膜下积液和慢性硬脑膜下血肿都可引起明显的占位效应导致相应的神经系统症状。

六、治疗

小儿硬脑膜下积液应根据有无高颅压或神经功能障碍，硬脑膜下积液量，积液性状，脑创伤急、慢性期等因素综合判断，选择不同的治疗方式。

1.非手术治疗

对于无明显临床表现、病情相对稳定的病例，积液量的多少仅作为手术相对指征。以下情况可考虑保守治疗：①处于稳定或消退期的无症状硬脑膜下积液，即使积液量大也暂不行手术治疗，因为部分病例是由于重型脑损伤继发严重脑萎缩使硬脑膜下腔明显增宽，从而导致积液量多，此时手术效果不佳，且会增加继发性出血及感染的风险；②头颅影像表现无中线偏移及脑室脑池受压，无明显脑结构改变的病例。

非手术治疗方法有以下几种。①一般治疗：卧床头高位，避免哭闹、烦躁不安、屏气等导致颅内压增高的因素。②对症治疗，如惊厥发作需充分止惊，加强呼吸道管理，保持呼吸道通畅。③注意补液治疗，避免电解质紊乱，合理使用脱水剂，加强神经营养、扩张脑血管、改善脑微循环。适当输注白蛋白维持血浆胶体渗透压，促进积液吸收。④高压氧治疗有利于脑结构修复及脑功能恢复，促进积液吸收。

2.手术治疗

非手术治疗效果不佳，处于进展期的病例往往需手术治疗。以下情况需考虑手术：①临床症状明显或进行性加重。②出现与积液部位明确相关的神经系统定位症状及体征，包括局灶性抽搐发作、精神智能障碍、肢体瘫痪等。③复查 CT 提示硬脑膜下积液进行性增多，积液厚度大于 0.6cm，脑受压明显。④积液量虽未增加但持续存在且占位效应明显，非手术治疗无效。⑤头颅 CT 动态观察提示积液向慢性硬脑膜下血肿转化。

常用手术方式：前囟穿刺持续引流术、颅骨钻孔硬脑膜下腔外引流术、包裹性硬脑膜下积液包膜切除术、颞肌瓣硬脑膜下转移填塞术、硬脑膜下腔-腹腔分流术。

（1）前囟穿刺持续引流术：对前囟未闭，积液位于前囟区域者，可行前囟侧角穿刺硬脑膜下持续引流。患儿镇静后仰卧或侧卧位，于前囟外侧角头皮局麻后，用静脉7号套管针于前囟右外侧角垂直或稍向前外方呈30°刺入，当穿透硬脑膜时阻力消失，即达硬脑膜下腔（深度在1cm左右），拔出针芯即见有血性或橘黄色液体流出，接肝素帽，无菌敷片固定引流针，外接引流袋。持续引流1～3天，最长不超过1周。术后可采用向患侧头低位，注意脱水及补液治疗，促进脑组织膨起消除积液。

（2）颅骨钻孔硬脑膜下腔外引流术：于积液量较厚部位、低位、发际内做切口颅骨钻孔，硬脑膜电灼成孔后立即置入引流管，深度1cm左右，切忌置入过深致引流管插入脑实质内。亦可采用硬脑膜切开，此法置入引流管深度及方向易控制，但造成脑脊液漏、皮下积液的风险较大。拔管指征：临床症状及体征好转或消失；引流液由血性转为较清亮无色或淡黄色；复查CT积液量明显减少；引流量<10mL/d。引流时间不超过1周。可不必夹管而直接拔管，拔管后局部头皮缝合并采用头高位防止脑脊液漏，以减少感染的风险。

（3）包裹性硬脑膜下积液包膜切除术：硬脑膜下积液时间超过3周，多形成囊膜包裹，囊壁由纤维组织构成，囊膜附着于大脑表面及硬脑膜，压迫脑组织，限制脑的发育。此时引流效果差，脑组织再膨起困难，须开颅切除囊膜。术中主要切除脏层囊膜（贴附于脑表面侧），应尽量广泛剥离，切除困难处可放射状剪开解除对脑组织的压迫。需注意的是，附着于硬脑膜内侧的壁层包膜应予以保留，因剥离后易发生硬脑膜广泛渗血且止血困难，是造成术后硬脑膜下积血、积液的主要原因。

（4）颞肌瓣硬脑膜下转移填塞术：对于积液形成时间短，尚未包裹，积液量多但高颅压及脑组织受压不明显者，可采用蛛网膜造瘘及硬脑膜下腔颞肌转移填塞术。其机制为：①颞肌填入硬脑膜下腔，缩小了积液存留的空间；②带血管的颞肌有持续吸收积液的作用；③利用脑、肌血管共生作用可进一步改善脑组织功能。手术方法：于颞部取带蒂颞肌宽约3cm×1.5cm，颅骨磨开约1.5cm×0.5cm，切开硬脑膜后将颞肌瓣置入硬脑膜下腔，肌瓣与硬脑膜缝合固定。

（5）硬脑膜下腔-腹腔分流术：手术方法与脑室-腹腔分流术相同。有学者对硬脑膜下积液的患儿行脑池造影检查，发现硬脑膜下积液在 2～3 周已经孤立，囊肿形成，并推荐行硬脑膜下腔分流术。分流后硬脑膜下积液逐渐消失，分流作用停止后可以拔出分流管。但对于硬脑膜下腔与蛛网膜下腔相通者，手术效果不佳。

七、预后及转归

硬脑膜下积液患儿的预后主要取决于原发脑损伤的严重程度。若脑损伤较轻，硬脑膜下积液一般预后良好。而脑损伤严重者多有继发性脑萎缩等病理改变，硬脑膜下积液治疗效果往往不佳。仅从积液来说有两种转归：①大多数硬脑膜下积液治疗后吸收或手术后消失；②硬脑膜下积液长期持续存在。因脑损伤后继发脑软化、脑萎缩等导致脑复张困难而持续存在积液，手术治疗效果不佳，可以临床观察随访。

第三节　外伤性蛛网膜下腔出血

一、概述

外伤性蛛网膜下腔出血（tSAH）属于继发性 SAH，是急性重型颅脑损伤的常见原发病损类型。外伤后，脑实质出血、脑室出血，硬膜外或硬脑膜下血管破裂等血液穿破脑组织流入蛛网膜下腔者，均称为 tSAH。其轻度颅脑损伤中的发生率为 2%～3%，重度颅脑损伤中的发生率为 33%左右，有报道头外伤患者中蛛网膜下腔出血的发生率高达 33%～60%。创伤性蛛网膜下腔出血是致使颅脑损伤后继发脑损伤加重的一个重要危险因素，可以明显影响患者病情的发展与预后。

二、病理与病理生理

（一）病理

tSAH 是外伤造成由蛛网膜包绕的血管破裂或脑组织表面的血管破裂出血、血液流入蛛网膜下腔而表现出的影像学异常征象或脑脊液异常征象。tSAH 主要由于外伤后颅内桥静脉及脑表面血管损伤造成，常与脑挫裂伤、硬脑膜下血肿和脑内血肿相关。因此，尽快清除脑脊液中的积血，尤其是去除其有害的代谢产物，具有至关重要的意义。

（二）病理生理

tSAH 的危害在于其导致的继发性脑损害，其主要机制为：①血液对神经组织直接产生毒素作用；②缺血性损害引起的延迟性神经元坏死；③脑血管痉挛，其引发的脑组织缺血、缺氧导致能量缺乏及钙平衡失调，胞内钙离子浓度超载引起一系列反应，主要损害线粒体，可导致神经元坏死，使原有病情加重。

1.tSAH 与血管痉挛

动脉瘤性蛛网膜下腔出血后易引起血管痉挛，采取抗血管痉挛治疗也已经成了神经外科的常规措施。究竟 tSAH 是否和动脉瘤性 SAH 的病理生理学一样呢？这一问题至今尚未得到明确的回答。血管造影证实，TBI 后脑血管痉挛（CVS）的发生率为 2%～41%，经颅多普勒（TCD）证实可高达 60%，而且资料显示 tSAH 后血管痉挛的发生要比自发性 SAH 后的血管痉挛早。

2.单纯性 tSAH 与复合性 tSAH

根据有无合并脑挫伤及颅内血肿可将 tSAH 分为单纯性 tSAH 及复合性 tSAH。单纯性 tSAH 是指不伴有确切的其他颅脑损伤或血肿的 tSAH，复合性 tSAH 是指继发或并发其他类型原发性与继发性脑损伤的 tSAH。

3.tSAH 和脑积水

tSAH 被认为可增加外伤后脑积水的发病风险，推测是蛛网膜下腔中的凝血块阻断了脑脊液的循环途径，这与动脉瘤性 SAH 类似。

三、临床表现

临床症状可具有普通蛛网膜下腔出血的临床表现，如急性颅脑损伤后：①头痛与呕吐，伤后突发剧烈头痛、呕吐、颜面苍白、全身冷汗。如头痛局限某处有一定的定位意义。②意识障碍和精神症状：多数患者无意识障碍，但可有烦躁不安。危重者可有谵妄，不同程度的意识不清及至昏迷，少数可出现癫痫发作和精神症状。③脑膜刺激征：青壮年患者多见且明显，伴有颈背部痛。老年患者、出血早期或深昏迷者可无脑膜刺激征。④其他临床症状：如低热、腰背腿痛等；亦可见轻偏瘫，视力障碍，第Ⅲ、第Ⅴ、第Ⅵ、第Ⅶ等脑神经麻痹，视网膜片状出血和视神经乳头水肿等。此外还可并发上消化道出血和呼吸道感染等。

作为 tSAH 常具备下列特征或与以下因素密切相关。

1.年龄

tSAH 常出现于年龄较大的患者。随着年龄的增加，tSAH 的发生率也有所增加。一组大样本病例临床研究结果表明，广泛性 tSAH 患者的平均年龄为 47 岁，中等度 tSAH 的平均年龄为 42 岁，而少量 tSAH 的平均年龄为 38 岁。

2.致伤原因

一组临床资料表明，车祸致伤引起的 tSAH 发生率比非车祸者要低，约有 37% 的 tSAH 患者受伤与车祸有关，而 43%tSAH 的患者与车祸无关。车祸致伤可以是高强度伤，这种情况下弥漫性轴索损伤出现的概率比局灶性损伤高。年轻患者发病与交通事故密切相关，弥漫性轴索损伤较为常见。

3.酒精中毒

临床研究表明，急性酒精中毒引发的急性颅脑损伤患者 tSAH 的发生率升高。Gray 等通过对 10 年病例资料进行的一项回顾性研究发现，tSAH 的出现及预后与患者血液中的酒精浓度呈正相关。

4.体温

一组临床研究发现，患者的首次平均体温为 36.3℃。在伤后 24 小时，体温开始上升，达 37.5℃。48 小时达到 38.2℃，在伤后早期几天体温维持在这个水平。

5.颅骨骨折

有临床大样本病例报道，患者的头颅 X 线片发现有 57%tSAH 患者有颅骨骨折。tSAH 患者颅骨骨折发生率较无 SAH 患者显著增多。尽管 tSAH 患者合并骨折的发生率很高，但这些患者合并硬脑膜外血肿的发生率反而比无 SAH 的患者低。

6.神经系统评分

tSAH 患者和无 SAH 患者在入院时 GCS 评分和运动功能计分几乎相同。但 tSAH 患者 GCS 评分和运动功能计分改善速度比无 SAH 患者明显慢，充分说明 tSAH 会加重继发性脑损伤，或者说 tSAH 者原发脑损伤较重。

四、辅助检查

1.CT 检查

出现 tSAH 的患者中约有 89%有相应的颅内损伤病灶，其中脑挫伤是与 tSAH 相关的最常见病灶，其发生率可高达 77%。而且 tSAH 患者第二次 CT 检查比第一次脑挫伤更常见。另外，CT 检查上显示的出血量及范围与患者的临床表现及预后关系密切。其出血分布的部位以大脑半球沟裂为主（约为 53%），其次为基底池（约为 33%）。而单纯性 tSAH 则多见于大脑纵裂池、脑干周围池等脑中轴面区的蛛网膜下腔内（75.5%）。

2.脑脊液检查

对于出血量少或颅后窝出血者，CT 检查无阳性发现，而临床又高度疑诊为蛛网膜下腔出血，腰椎穿刺脑脊液检查可确诊。常见均匀一致的血性脑脊液，压力升高，蛋白含量增加，糖和氯化物水平多正常。伤后 12 小时后可出现黄变，2～3 周后脑脊液中红细胞和黄变消失。

3.超声心动图检查

出血患者不稳定时，不宜做 CT 检查，这时在床旁做经食管超声心动图可作为诊断 tSAH 的一种供选择的方法。观察患者的脊髓直径和椎管内径之比，增大者阳性，软脊膜明显增厚者阳性提示 tSAH。

4.胶质纤维酸性蛋白检查

脑损伤后星形胶质的反应常伴随着胶质纤维酸性蛋白表达的增加，虽然现在还不清楚这种反应是否具有普遍性。但是研究发现 tSAH 3 天内，光镜和免疫细胞化学检查发现胶质纤维酸性蛋白在表面胶质界膜表达明显受抑制。

5.心电图检查

tSAH 患者心电图可有心律失常，并以心动过速、传导阻滞较多见。

6.经颅超声多普勒（TCD）动态检测

TCD 动态检测颅内主要动脉流速是及时发现脑血管痉挛（CVS）倾向和痉挛程度的最灵敏的方法；局部脑血流测定用以检测局部脑组织血流量的变化，可用于继发性脑缺血的检测，其动态监测是反映病情变化与治疗反应的重要客观指标。

五、诊断与鉴别诊断

（一）诊断

典型的 tSAH 表现为伤后可立即出现剧烈的头痛，有脑膜刺激征，腰穿脑脊液呈血性，再结合 CT 检查结果，诊断并不困难。

CT 检查快捷、诊断准确，在颅脑外伤的诊断中发挥着重要作用，成为颅脑外伤的首选检查方法，tSAH 常与颅内其他损伤并存。CT 检查能清晰地显示 tSAH 出血的分布范围和严重程度。脑损伤的 CT 分型常利用 Marshall 分型方法，通常分为 4 型：①I型，CT 无病变表现；②II型，可见脑池，中线结构移位 0～5mm，在显示的病变中，高密度或混杂密度病变<25mL，高密度区包括碎骨片和异物；③III型（脑肿胀型），脑池受压或消失，中线结构移位 0～5mm，高密度或混杂密度病变<25mL；④IV型（脑移位型），中线结构移位超过 5mm，高密度或混杂密度病变<25mL。同时可对 tSAH 出血量进行定量和评估。利用半定量法计算蛛网膜下腔出血量。基底池和脑裂的积血用 Hijdra 评分进行计算，首先将基底池和脑裂分成 10 个部分——纵裂池、左侧裂池、右侧裂池、左基底池、右基底池、左鞍上池、右鞍上池、左环池、右环池、四叠体池。这 10 个脑池和脑裂中的每一个都按血量分别计分：0 分，无血；1 分，少量积血；2 分，中等量；3 分，充满积血。总分为 30 分，可将 6 分以下计为少量 tSAH，6～13 分为中度 tSAH，13 分以上为广泛 tSAH。定量评估也可利用 Fisher 提出的评估方法，使用 4 级计分法：1 分，无积血；2 分，广泛出血但无凝血块，积血厚度<1mm；3 分，积血厚度>1mm；4 分，脑室内出血。Hijdra 评分和 Fisher 评分法计分越高，伤情越重，预后越差。临床医师常常依据这种 CT 分型和 GCS 昏迷分级对颅脑外伤病情严重程度进行分级评定以指导治疗。

（二）鉴别诊断

通过病史、神经系统检查、脑血管造影及头颅 CT 检查，可协助病因诊断与鉴别诊断。除和其他脑血管病鉴别外，还应与下列疾病鉴别。①脑膜炎：有全身中毒症状，发病有一定过程，脑脊液呈炎性改变。②脑静脉窦血栓形成：多在产后发病或病前有感染史，面部及头皮可见静脉扩张，脑膜刺激征阴性，脑脊液一般无血性改变。

tSAH 的误诊也值得注意：在伤情较轻起病较隐逸，症状不典型，或出现原发性昏迷（对伤情无记忆），有脑神经损害或肢体瘫痪，病史不清楚的患者，即使脑脊液为血性，亦可发生误诊。尤其是老年患者，误诊情况更多。据国内文献报道，各级医院，甚至专科医院，如若对蛛网膜下腔出血没有高度警惕，均有误诊发生，误诊率在 14.5%～44.7%；误诊时间在 1～30 天不等。由于误诊误治，可能使病情加重，甚至造成患者死亡。

六、治疗

蛛网膜下腔出血的治疗原则：止血，防治继发性脑血管痉挛，降低颅内压，减轻脑水肿，去除病因和防治再出血及各种严重并发症的发生。

（一）一般治疗

1.绝对卧床

患者应住院治疗，绝对卧床休息 4～6 周（避免一切可能引起血压或颅内压升高的原因，如用力排便、咳嗽、喷嚏、情绪激动、劳累等）。

2.镇静止痛

头痛、烦躁不安、有精神症状者可给予适当的镇静镇痛药物，避免使用影响呼吸与意识观察的药物。

3.调控血压

适当调整血压。既往血压正常的患者，SAH 后血压升高，控制血压到接近正常水平；既往血压高者，控制血压到接近平时血压水平。一般收缩压不宜＞150mm Hg。

4.抗抽搐

有痫性发作者应及时给予抗癫痫药（卡马西平、丙戊酸钠等）治疗，若伤者不能进食，可安排静脉滴注丙戊酸钠，肌内注射苯巴比妥钠等治疗，能进食后及时替换口服抗癫痫药物。

5.纠正低钠血症

有低钠血症时，给予等渗、高渗液体，血容量不足时及时补液纠正，避免使用低渗液体，以免诱发或加重脑水肿。

（二）药物治疗

早期积极地使用氧自由基清除剂的同时应尽早使用血管扩张剂。丹参能抑制血小板聚集、改善脑微循环；钙通道阻滞剂尼莫地平能高度特异性地与相关受体结合，阻断 Ca^{2+} 进入血管平滑肌细胞内，使血管平滑肌松弛，从而达到解除或缓解脑血管痉挛的作用。尼莫地平在临床上已广泛应用于因动脉瘤破裂而引起的蛛网膜下腔出血的治疗。但在头部 tSAH 治疗中的疗效国内外报道不一。

tSAH 再出血的概率较小，但也有主张积极抗纤溶治疗：用抗纤维蛋白溶解药物抑制血纤蛋白溶解酶原的形成，推迟血块溶解，防止再出血的发生。6-氨基己酸：4～6g 溶于生理盐水或 5%～10%葡萄糖溶液中静脉滴注，每天 24g，持续 7～10 天，逐渐减量至 8g/d，维持 2～3 周。氨甲苯酸（PAMBA）：0.2～0.4g 缓慢静脉滴注，2 次/天，可以结合病情适量使用。

（三）手术治疗

tSAH 一般不进行手术治疗，多采用腰椎穿刺，进行血性脑脊液的释放与置换疗法。

（四）研究热点

血液的刺激及颅内高压是早期剧烈头痛的主要原因。后期由于血管活性物质释放，强烈缩血管效应致脑组织缺血缺氧、变性坏死，血液凝结并附着在脑表面、脑池及蛛网膜颗粒致脑脊液吸收障碍或脑脊液循环通路受阻，临床上易并发非交通性脑积水。因此，积极正确地处理 tSAH 对减轻脑水肿、预防脑血管痉挛、防止脑积水十分重要。常用方法：①腰穿释放脑脊液；②颅内压控制下持续腰大池引流；③脑脊液置换法。

动物实验建模、人体试验检测 tSAH 后 Akt/Foxo 信号通路，Zo-1、Occludin 异常表达与血-脑脊液屏障电镜观察提示伤后早期血-脑脊液屏障开放，以及探讨其他生物标记异常与 TSAH 继发性脑损伤的相关性研究，其靶向药物研发是 tSAH 的研究热点，以后针对 tSAH 继发性脑损伤相关生物靶点的靶向治疗将是未来 tSAH 生物靶向治疗的重要手段。

（五）辅助治疗

tSAH 的颅内压升高可能是由于血肿的占位效应和脑脊液循环通路被阻塞而致急性脑积水以及脑血管痉挛所致的脑缺血和脑水肿等多种因素综合作用的结果，因此，SAH 颅内压升高较其他脑血管病重而急。应在严密观察病情，动态影像监测的基础上，合理使用甘露醇、呋塞米、甘油果糖、复方甘油、白蛋白、地塞米松及神经营养、支持治疗等辅助治疗。

七、预后与展望

欧洲研究组三期临床研究揭示 tSAH 患者伤后 6 个月预后明显差于无 SAH 的同期颅脑伤患者。无 SAH 患者的不良预后为 30%，tSAH 患者为 60%；两组的植物生存状态和重残则相似。tSAH 患者的不良预后发生率为无 SAH 患者的 2 倍。tSAH 在闭合性颅脑损伤中经常发生，tSAH 的存在是脑损伤患者预后差的重要因素。特别需要注意以下与预后密切相关的因素。

1.出血量与预后

不良预后率直接与首次头颅 CT 所显示的出血量相关，出血量越大，致死致残率越高。第 1 周的死亡主要发生在有广泛 SAH 的患者中。Fisher 分级与预后的关系近似于出血量的半定量分类。脑室内出血的 tSAH 患者预后最差。第 1 周内死亡主要发生于 Fisher 4 级的患者。

2.出血部位与预后

出血分布部位对预后也有明显影响。出血常见于大脑半球凸面，但基底池出血时危险更大，当基底池前部发生 SAH 时不良预后率最高。天幕部位的出血对预后没有显著影响。

3.头颅 CT 的影像学改变与预后

正如 Fisher 分级法，脑室系统内出血的不良预后率很高。tSAH 伴脑内血肿患者的预后较差，但伴有大脑半球凸面脑挫裂伤患者的预后较好。

4.人群分布和临床因素与预后的关系

欧洲研究组三期临床研究提示年龄不是决定 tSAH 患者预后的主要因素。饮酒后受伤对 tSAH 患者预后亦无显著影响。其他因素如多发伤、颅骨骨折、开颅血肿清除、颅内高压等均显著影响患者预后。除此之外，显著影响 tSAH 患者预后的因素还有伤后早期的意识状态和低血压，这些因素同样影响无 SAH 患者的预后。在 tSAH 患者中，伤后早期意识状态是最重要的决定因素，其中以运动评分最有意义。在伤后早期昏迷越深，预后越差。影响 tSAH 和无 SAH 患者预后的另一重要因素是低血压，当收缩压<90mm Hg 时，提示患者预后不佳。

第二章　颅内肿瘤

第一节　脑膜瘤

脑膜瘤占颅内原发性肿瘤的 13%～26%，是颅内最常见的肿瘤之一。脑膜瘤可分为颅内脑膜瘤和异位脑膜瘤，前者起源于硬膜、软膜或蛛网膜细胞，以蛛网膜细胞为主，常生长于蛛网膜粒或蛛网膜绒毛较为丰富之处，如矢状窦旁、蝶骨嵴、嗅沟等处。后者指无脑膜覆盖的组织器官发生的脑膜瘤，主要由胚胎期残留的蛛网膜组织演变而成，可生长于头皮、颅骨、眼眶、鼻窦、腮腺、颈部、三叉神经半月节、硬脑膜外层等。

脑膜瘤按解剖部位命名可分为凸面脑膜瘤、颅底脑膜瘤及脑室内脑膜瘤三类。多数按肿瘤所在部位命名，如矢状窦旁脑膜瘤、大脑镰旁脑膜瘤、蝶骨嵴（外、中、内）脑膜瘤、嗅沟脑膜瘤、大脑凸面脑膜瘤、斜坡脑膜瘤、小脑脑桥三角脑膜瘤、天幕脑膜瘤、枕大孔区脑膜瘤、侧脑室三角区脑膜瘤等，此种命名可反映不同部位肿瘤的临床表现、诊断检查及手术方法。世界卫生组织（WHO，2007）根据组织病理、复发倾向和侵袭性，将脑膜瘤分为：I级，包括脑膜内皮细胞型、纤维型（成纤维细胞型）、过渡型（混合型）、砂粒型、血管瘤型、微囊型、分泌型、淋巴浆细胞丰富型、化生型脑膜瘤，这类脑膜瘤复发和侵袭的可能性相对较小；II级，包括非典型、透明细胞型和脊索样型脑膜瘤；III级，包括横纹肌样、乳头状、恶性或间变性脑膜瘤。其中II级和III级脑膜瘤侵袭性强，复发可能性较大。

一、流行病学

脑膜瘤的发病率为（3～8）/10 万人，儿童低于成人，罹患脑膜瘤的风险随年龄增长而增加，男女比例约为 1：2。脑膜瘤可发生于颅内任何部位，但幕上较幕下多见，二者比率约为 8：1，在颅内不同部位的发生率为大脑凸面（35%）、矢状窦旁（20%）、蝶骨嵴（20%）、脑室（5%）、鞍结节（3%）、幕下（13%）、其他部位（4%）。脑膜瘤以良性为主，约占

90%，非典型脑膜瘤（WHOII级）占5%～7%，或间变性脑膜瘤（WHOIII级）占1%～3%。

二、解剖学

脑膜包括3层组织，即硬脑膜、蛛网膜和软脑膜，脑膜瘤最常起源于蛛网膜细胞。蛛网膜由2种细胞构成，一种形成蛛网膜的梁柱细胞，附着在软脑膜上，构成蛛网膜下腔；另一种为蛛网膜屏障细胞，与硬脑膜毗邻。蛛网膜细胞是一种网状内皮系统的细胞，受刺激时能转化为具阿米巴运动的吞噬细胞，在组织修复过程中可演变为成纤维细胞，与脑膜瘤的多种细胞形态类型相符。蛛网膜向硬脑膜里伸进许多突起，称蛛网膜绒毛，后者扩张形成蛛网膜颗粒，主要分布于大静脉窦的壁（如上矢状窦、窦汇、横窦）和静脉窦的静脉分支附近，以及颅底的嗅沟、鞍区（鞍结节、鞍膈、鞍旁）、上斜坡、第III～第XI对脑神经进出颅腔的骨孔附近（特别是卵圆孔、内听道、颈静脉），而脑膜瘤也好发于上述部位。蛛网膜绒毛细胞巢在显微镜下呈旋涡状排列，有钙化的砂粒小体，与脑膜瘤的结构相似。少数脑膜瘤发生于不附着脑膜的部位，如脑实质、脑室、松果体内，可能起源于异位蛛网膜细胞或脉络丛细胞。

三、分子生物学

1.基因与遗传

一些脑膜瘤的表现为家族性发病，染色体的改变或基因突变与脑膜瘤的发生有关。

（1）NF2基因：NF2基因定位于22号染色体，40%～70%散发脑膜瘤和大多数NF2基因相关的脑膜瘤在22q12.2染色体段会发生等位基因杂合性缺失，NF2基因突变可表现为插入、缺失或是无义突变。不同组织学分型的脑膜瘤具有遗传学差异，NF2等位基因失活较少见于内皮型脑膜瘤，多见于移行型、纤维型、砂粒体型或分泌型脑膜瘤。

（2）DAL1基因：DAL1基因定位于18号染色体，是脑膜瘤较常见的突变基因。有60%的各级别的脑膜瘤可见DAL1蛋白缺失，可能与脑膜瘤发生有关。超过3/4的脑膜瘤中DAL1蛋白与NF2基因缺失关系密切，多见于恶性脑膜瘤。

（3）染色体改变：1p缺失是脑膜瘤较常见的染色体改变，随着脑膜瘤病理级别增高，

1p 缺失率逐渐增高：I级脑膜瘤 1p 缺失率是 13%～26%，II级脑膜瘤 1p 缺失率是 40%～76%，III级脑膜瘤 1p 缺失率高达 70%～100%，且与脑膜瘤复发有关。位于 1p 的 CDKN2C（p18INK4c）、TP73、RAD54L 和 ALPL 等基因与脑膜瘤的发生相关。其他常染色体，如 6q、1q、14q 和 18q 的缺失及染色体 1q、9q、12q、15q、17q 和 20q 的结构重排都与非典型性和恶性脑膜瘤有关。

2.激素与受体

脑膜瘤细胞表达多种受体，包括黄体酮受体、雌激素受体、雄激素受体、糖皮质激素受体、生长激素受体、神经张力素受体、多巴胺受体、上皮生长因子受体、血小板衍生生长因子受体、胰岛素样生长因子受体、转化生长因子受体、干扰素α受体、成纤维细胞生长因子受体、内皮素受体等。

（1）性激素与受体：激素的旁分泌和自分泌作用也能影响脑膜瘤的生长，女性患脑膜瘤可能多与雌激素和雌激素受体有关。脑膜瘤中雌激素受体阳性率为 26%，黄体酮受体阳性率为 60%～90%，雄激素受体阳性率约为 65%。脑膜瘤患者在月经或妊娠期神经症状可加重，此时黄体酮增高；恶性脑膜瘤患者黄体酮增高；CT 显示瘤周水肿者黄体酮常增加。体外研究发现，雄激素拮抗药可抑制脑膜瘤细胞增生。雄激素拮抗药对脑膜瘤的生长影响尚不明确，孕激素拮抗药米非司酮能够抑制脑膜瘤生长，延长患者生存期。

（2）生长因子与受体：脑膜瘤表达血管内皮生长因子 A（VEGF-A）水平与瘤周水肿的程度密切相关，在非典型和恶性脑膜瘤内的表达水平较高，可能与脑膜瘤血管重塑及血管再生有关。脑膜瘤表达血小板衍生生长因子（PDGF）-α和β-PDGF 拮抗药，如 Trapidil 具有抑制肿瘤生长的作用，Trapidil 与溴隐亭联合应用有协同作用。其他一些生长因子的表达及相关受体也可能与脑膜瘤发生及发展有关，如成纤维细胞生长因子（FGF）、胰岛素样生长因子（IGF）、白血病抑制因子（LIF）、白介素 6（IL-6）、制癌蛋白-M（OSM）及内皮生长因子（EGF）等。非甾体激素受体在脑膜瘤中也有表达，包括生长激素、生长抑素和多巴胺受体。生长激素受体拮抗药培维索孟、生长抑素拮抗药奥曲肽及多巴胺受体拮抗药溴隐亭都有抑制脑膜瘤增殖的作用。

四、病因病理

1.病因

脑膜瘤的病因迄今不完全清楚，发生脑膜瘤的危险因素包括放射线、颅脑创伤、病毒感染等。

（1）放射线：放射线可直接或间接机制损伤 DNA，导致多种肿瘤发生，放射线暴露后脑膜瘤的发病率可增加 6～10 倍。接受放射线剂量越大、患者越年轻，发生脑膜瘤的可能性越大。

（2）颅脑外伤：早在 1884 年 Keen 就报道脑膜瘤的发生与外伤有关，Cushing 也指出脑膜瘤与外伤史有关。但也有反对意见，Annegrs 等报道长期随访 2953 例头外伤者，亦未见有比一般人群更高的脑膜瘤发病率。近年来的研究结果也不一致。

（3）病毒感染：人类脑膜瘤中常发现大量乳多泡病毒的 T 抗原，但是这些病毒不能在实验动物身上产生脑膜瘤。另一种是 Inoue-Melnick 病毒（IMV），Inoue 等从脑膜瘤细胞培养中分离到 IMV 病毒，但从其他来源肿瘤细胞中未培养出，在 26 例脑膜瘤中，22 例 IMV 抗体为阳性。有些 DNA 病毒可能在脑膜瘤发生上起一些作用，但确切因果关系仍有待阐明。

2.病理

（1）大体病理：脑膜瘤小者如米粒，CT 及 MRI 等先进影像设备亦无法检测到，唯有手术发现或尸检所见；一般的脑膜瘤直径为 5～10cm。位于颅底的肿瘤多呈扁平型生长，且容易通过颅底孔洞或骨质破坏长到颅外；凸面脑膜瘤大多呈球形；位于蝶骨嵴、大脑镰、小脑幕等骨嵴或硬脑膜游离缘的脑膜瘤也可呈马鞍状（哑铃状）。脑膜瘤多有一层由结缔组织形成的包膜，其厚薄不一。瘤表面光滑或呈结节状，常有血管盘曲。瘤体质地坚韧，有时有钙化、骨化，少数有囊变。肿瘤多为灰白色，剖面有螺旋纹，少数由于出血或坏死，瘤质变软，色暗红，可呈鱼肉状。

（2）组织病理：脑膜瘤的病理类型不同，组织学表现也不同。

1）纤维型脑膜瘤：肿瘤细胞呈长梭形，多纵行排列，似栅栏状或旋涡状，细胞间可有砂粒小体。内皮型脑膜瘤主要由蛛网膜细胞与分界不清的合体细胞组成，瘤细胞呈向心性排列，形成团状或条索状，可见砂粒体而无胶原纤维。

2）血管瘤型脑膜瘤：主要由小血管与毛细血管组成，内含血管窦，脑膜内皮细胞与纤维细胞较少，肿瘤浸润性较强，生长快。

3）砂粒型脑膜瘤：瘤内含有大量砂粒体，细胞呈旋涡状排列，血管内皮细胞肿胀，有玻璃样变或钙化。混合型脑膜瘤细胞成分比例差不多，不易分型。

非典型脑膜瘤和恶性脑膜瘤的肿瘤细胞常浸润瘤周组织，细胞核常有核分裂象，细胞成分增多、有丝分裂增多、核多形性、局灶性坏死、脑组织浸润及转移。根据 WHO 分型，确诊的恶性脑膜瘤的条件为具有明显的恶性细胞行为学，有丝分裂速度明显增高（≥20 有丝分裂象/10 个高倍视野），或者两者兼备。

（3）免疫组织化学：脑膜瘤的组织有时呈现细胞化生，如软骨、骨化生、黏液变性、脂肪变性等。当组织学诊断有困难时，免疫组织化学染色有较大帮助。脑膜瘤免疫组织化学染色中，上皮膜抗原（EMA）阳性率约为 80%，波形蛋白和 S-100 的表达阳性率也较高。而 Antileu 7、胶质纤维酸性蛋白（GFAP）等则多为阴性。

五、临床表现

脑膜瘤通常生长缓慢、病程长，一般为 2～4 年；少数生长迅速，病程短。最常见的症状如下。

（1）颅内压升高：可表现为头痛、呕吐和视神经乳头水肿，多由侧脑室内或颅后窝肿瘤导致的梗阻性脑积水引起，也可由肿瘤的占位效应引起。由于肿瘤生长缓慢，往往瘤体已相当大，症状却很轻微，当神经系统失代偿，病情才迅速恶化。

（2）局灶症状：多数患者最先出现刺激症状，如癫痫等，继以麻痹症状，如偏瘫、视野缺失、失语或其他局灶症状。视力视野障碍，可因肿瘤压迫视通路或梗阻性脑积水造成继发性视神经萎缩引起，侧室内的肿瘤可压迫颞叶深部的视放射引起同向性偏盲。肿瘤沿颅底匐匐生长时可造成脑神经的障碍，以面听神经最常见。

六、辅助检查

1.X 线平片

脑膜瘤根基处的颅骨可增生形成颅骨内生骨疣，或使局部骨质增厚、密度增大；脑膜瘤破坏颅骨可使局部颅骨变薄或局限性骨质破坏；凸面脑膜瘤由于是以颈外动脉供血为主，颅骨平片大多可见脑膜中动脉沟变粗、迂曲，有时见血管沟影越靠近病灶处越多越粗；砂粒型脑膜瘤的平片上可见结节状、团状或片状钙化影。X 线平片出现上述特点时应考虑到脑膜瘤的可能，进一步行 CT 或 MRI 检查。

2.CT

脑膜瘤在 CT 的典型表现有：①瘤体呈圆形或分叶状或扁平状，边界清晰；②密度均匀呈等密度或偏高密度，少数可不均匀和呈低密度，出现瘤内囊变或坏死，也可见点状钙化；③增强后密度均匀增高；④瘤内钙化多均匀，但可不规则；⑤局部颅骨可增生或破坏；⑥半数患者在肿瘤附近有不增强的低密度带，提示水肿、囊变，可出现局灶性水肿或广泛水肿。CT 图像三维重建对肿瘤部位，与周围血管、骨质的关系显示清楚，有利于手术入路的设计。

3.MRI

大多数脑膜瘤 T_1、T_2 值与脑灰质相似，T_1 加权像上呈等信号，T_2 加权像上呈等信号或高信号。囊性区呈长 T_1、长 T_2 异常信号；钙化区呈无信号斑点；出血区呈高信号；典型脑膜瘤压迫脑实质，在瘤组织与脑组织之间出现低信号带圈。少数脑膜瘤的 MRI 表现不均一，T_1 与 T_2 值均增高，在 T_1 加权像上呈低信号，而在 T_2 加权像上呈高信号。恶性脑膜瘤呈明显的长 T_1、长 T_2 信号，瘤周伴有严重的脑水肿。脑膜肉瘤边界不清，信号混杂，脑水肿严重。大多数脑膜瘤呈一致性强化，并且肿瘤附着的硬脑膜和邻近硬脑膜可增强（脑膜尾征），反映该处硬脑膜的通透性增强。

4.血管造影

血管造影可显示肿瘤血供，利于设计手术方案、术前瘤供血动脉栓塞等，以及了解静脉窦受累情况等。血管造影上脑膜瘤的特点：①瘤血管成熟，动脉期有增粗的小动脉，毛细血管期肿瘤染色，静脉期有粗大静脉包绕肿瘤；②颈外动脉（如颞浅动脉、枕动脉、咽升动脉、脑膜中动脉、脑膜垂体干、小脑幕动脉等）增粗、血流速度加快（正常时颈内动脉循环时间快于颈外动脉）。DSA、CT 血管成像（CTA）、MRI 血管成像（MRI）、磁共振静脉造影（MRV）等结合肿瘤增强扫描能清楚显示肿瘤与周围动、静脉的关系。在需要时术前可进行 DSA 选择性栓塞肿瘤供血动脉。

七、治疗

大多数脑膜瘤属良性肿瘤，手术切除可治愈。但手术存在一定的致死率和致残率，有文献报道指出，脑膜瘤的手术死亡率为 7%～14%。根据肿瘤的部位和患者的状态，手术的目的可有不同。对于凸面、嗅沟、矢状窦前 1/3 和一些小脑幕、颅后窝脑膜瘤，力争全切肿瘤是手术的目的；而对于蝶骨嵴内侧、矢状窦后 1/3 脑膜瘤及斜坡脑膜瘤，有时为减小创伤而不行肿瘤全切除。

1.外科手术治疗

脑膜瘤首选手术切除，能做到全切除者应争取做根治性手术，以减少复发。Simpson 根据脑膜瘤切除程度分为 5 级。术前 CT、DSA 造影和（或）栓塞、MR 多序列扫描、术中电生理监测、影像导航和（或）术中杂交 MR/DSA 手术室或显微技术、神经内镜技术与设备对脑膜瘤全切及神经功能保全十分重要。

2.非手术治疗

（1）立体定向放射外科：包括 Y 刀、X 刀和粒子刀。适用于：①恶性脑膜瘤术后；②肿瘤未完全切除；③复发脑膜瘤，再次手术风险大；④颅底和海绵窦内无症状肿瘤，直径≤3cm。

（2）栓塞治疗：包括物理性栓塞和化学性栓塞两种。物理性栓塞阻断肿瘤供血动脉和促使血栓形成，物理栓子包括各种不同材料制作成的栓子，其中硅橡胶钡剂小球（直径 1mm）最理想。化学性栓塞作用于血管壁内皮细胞，诱发血栓形成，从而达到减少脑膜瘤血供的目的，化学性栓塞有应用雌激素（如马雌激素），按每天 1.5～2.0mg/kg 给药，连续 6～12天。两法均作为术前的辅助疗法，根治性手术一般在栓塞 1 周后进行。

（3）药物治疗：用于复发、不能手术的脑膜瘤。文献报道的药物有溴隐亭、枸橼酸他莫昔芬、米非司酮、曲匹地尔、羟基脲和干扰素α-2b 等。溴隐亭可抑制体外培养的脑膜瘤细胞生长。他莫昔芬是雌激素拮抗药，20mg/d，分 1～2 次服用。米非可酮为黄体酮拮抗药，每次 25～50mg，每日 2～4 次。Trapidil 有抑制血栓素 A2 形成、抑制血小板衍生生长因子的致有丝分裂作用，口服，每次 50～100mg，每日 3 次。羟基脲可抑制核苷还原酶，选择性抑制 DNA 合成，每日口服 20mg/kg，连服 3 个月。

八、预后

组织学上良性脑膜瘤术后 5 年复发率为 3%左右，25 年为 20%左右；不典型脑膜瘤术后 5 年复发率为 38%左右；而间变型脑膜瘤术后 5 年复发率则超过 70%。影响恶性脑膜瘤患者预后的主要因素包括性别、年龄、肿瘤细胞有丝分裂程度、手术切除程度、放射辅助治疗等，患者年龄＞60 岁及高有丝分裂象提示恶性脑膜瘤患者预后不良。

第二节　垂体腺瘤

一、流行病学

垂体腺瘤是颅内常见的良性肿瘤，人群发病率为（3～7.5）/10 万人。其年发病率女性为 7/10 万人，男性为 2.8/10 万人。据国外文献报道，尸检和影像学检查提示垂体腺瘤的人群发生率为 17%～23%。在颅内肿瘤中，垂体腺瘤的发病率仅次于脑胶质细胞瘤，居第二位，约占颅内肿瘤的 20%。

二、解剖学

垂体由腺垂体（垂体前叶）和神经垂体（垂体后叶）两部分构成，其中腺垂体由外胚层的拉克囊分化而来，神经垂体来自前脑底部的神经外胚层。

（一）垂体的位置和形态

脑下垂体呈卵圆形，位于蝶鞍内，大小约为 1.2cm×1.0cm×0.5cm，平均重量为 750mg

（男 350～700mg，女 450～900mg）。青春期及女性妊娠时垂体呈现生理性肥大。垂体具有复杂而重要的内分泌功能，解剖学上分为腺垂体和神经垂体，二者功能完全不同。腺垂体可分为远侧部、中间部和结节部；神经垂体由神经部和漏斗组成，漏斗上部连于正中隆起，下部为漏斗，腺垂体的结节部包绕漏斗，共同构成垂体柄，垂体凭借垂体柄与第三脑室底和侧壁的下丘脑有密切的联系。

（二）垂体血液供应

垂体由垂体上动脉和垂体下动脉供血，都发自颈内动脉海绵窦段，组成垂体-门静脉系统。

1.垂体上动脉

至垂体柄处分成很多分支，围绕垂体柄根部形成动脉环，由动脉环发出许多小分支，称为垂体柄短动脉或漏斗动脉。垂体柄短动脉进入下丘脑的正中隆起和垂体柄上部，并在其内形成第一微血管丛，与神经末梢有密切接触，然后汇集成数支长门静脉，向下进入腺垂体，形成第二微血管丛，供应垂体前叶细胞血液。另外，垂体上动脉自垂体动脉环处左右各发一下行支称为垂体柄长动脉，进入垂体前叶微血管丛，亦有部分分支返回参与上部微血管丛。

2.垂体下动脉

垂体下动脉主要分布于神经垂体，在其内形成微血管丛，排成小叶状，便于下丘脑-垂体神经末梢的内分泌激素进入血液内，部分血管再汇集成多支短门静脉，进入垂体前叶的微血管丛。

3.静脉

腺垂体、神经垂体的微血管丛汇集数个输出静脉再形成垂体侧静脉和漏斗静脉，将垂体的血液引流至海绵窦中，于是腺垂体和神经垂体分泌的多种激素进入体循环的血液中。垂体两侧为海绵窦。垂体前有前海绵间窦，较大；后有后海绵间窦，较小。实际上，垂体前、下、后面都与海绵窦相连，称为环窦。大的海绵间窦称为基底窦，向后至基底斜坡，与两侧海绵窦相连，汇至两侧岩上窦和岩下窦，然后汇至乙状窦。

（三）垂体的毗邻结构

1.蝶鞍

蝶鞍前界为鞍结节，后界为鞍背，前外为前床突，后外为后床突。蝶鞍形态因人而异，正常人多为椭圆形，少数为圆形或扁圆形。蝶鞍正常前后径为 7～16mm，深径为 7～14mm，宽径为 9～19mm，体积为 346～1337mm³。鞍底骨质超过 1mm 厚者占 60%，有的可至 3mm。垂体腺瘤可使蝶鞍膨胀性扩大，鞍底变成菲薄甚至缺如，可以侵蚀破坏硬膜和海绵窦内侧壁。

2.鞍膈

垂体窝为硬膜所覆盖，是颅底硬膜的延续。鞍膈是颅底硬膜的反褶，在蝶鞍上方，前后床突之间，鞍膈中央较薄，有 2～3mm 的鞍膈孔，有的大至 5mm，垂体柄通过其中。蛛网膜和软脑膜环绕垂体柄通常不进入鞍内，其间形成视交叉池，有的蛛网膜随鞍膈孔入鞍内，形成空泡蝶鞍，经蝶窦入路手术可能使之破损而导致脑脊液漏。鞍内肿瘤可通过此孔向鞍上发展。鞍膈、鞍壁均由V1支分布，有大量神经末梢，鞍内肿瘤未突破鞍膈之前，由于鞍内压力的增加可引起剧烈的头痛、怕光、流泪等三叉神经刺激症状。

3.海绵窦

垂体两侧为海绵窦，前起眶上裂，后达岩骨尖水平。海绵窦长约 2cm，颈内动脉及第Ⅲ、第Ⅳ、第V₁、第V₂、第Ⅵ对脑神经穿行其中，有时颈内动脉穿过海绵窦壁进入蝶鞍内。海绵窦外侧壁有第Ⅲ、第Ⅳ、第V₁、第V₂、第Ⅵ对脑神经经过。

4.视交叉

视交叉距垂体鞍膈上方约 10mm，与鞍膈之间形成视交叉池。视交叉形状扁平，宽约 12mm、长 8mm、厚 4mm，在第三脑室前下部，与水平面形成 45° 倾斜面。视交叉上有终板、前连合，后为垂体柄、灰白结节、乳头体和动眼神经，下为鞍膈和垂体。鞍内肿瘤向鞍上发展压迫视交叉，出现视力视野障碍。视交叉的位置变异较多，约 79%在鞍膈中央上方，为视交叉正常型；12%在鞍结节上方，为视交叉前置；9%在鞍背上方，称为视交叉后置。视交叉前置者经额入路的垂体肿瘤切除术的难度加大。垂体区肿瘤向鞍上发展较大时除压迫视交叉外，亦可压迫或突入第三脑室，引起脑脊液循环梗阻和颅内压增高。视神经、视交叉和视束，穿过脑底动脉环，在大脑前动脉及前交通动脉的下面，大脑后动脉、基底动脉的上面。视交叉上面的血供来自大脑前动脉的分支，下面的血供来自垂体上动脉的分支，侧面血供来自颈内动脉分支。

由于视交叉位置的变异及其内神经纤维排列特点，病变从不同方位压迫视交叉，可产生不同的视野改变，因此观察视力，视野障碍出现的先后及其发展的动态变化，对垂体区病变的诊断和鉴别诊断具有重要的参考意义。

5.视神经

视神经从视神经孔到视交叉约 15mm 长，视神经管长约 5mm，动眼神经在视神经的内下方行走。有些变异为视神经管缺损，视神经直接暴露在颅前窝，亦可直接突向蝶窦内，该部仅有一层蝶窦黏膜覆盖。

6.蝶窦

蝶窦在蝶鞍前方和下部，蝶窦自 3~4 岁时开始气化，一般至 12 岁时向后扩大，12~20 岁时有的气化向前上至蝶骨平板、前床突，向后至鞍背、斜坡。蝶窦平均长为 22mm、宽 20mm、高 20mm，总容积 8800mm^3。蝶窦呈全鞍型为 86%，鞍前型为 11%，呈甲壳型者 3%。

蝶窦内纵隔多为单发，位在中线的约 66%，无纵隔约 28%，少数为多发纵隔，且不规则。辨认的蝶窦纵隔位置可帮助确定鞍底开骨窗的位置和大小。

蝶窦腔内，视神经无骨质覆盖约占 6%，覆盖骨板厚度＜1mm 的占 66%。颈内动脉突向内壁并位于垂体上的约占 28%，两颈内动脉之间的距离平均为 12mm，偶有比这距离更近，甚至相互接触着。覆盖颈内动脉的蝶窦壁厚度＜0.5mm 的占 50%多，偶见蝶窦壁骨质完全缺如，仅为一层黏膜。在手术时应注意这些特点和解剖变异。

三、病因病理

1.病因

垂体腺瘤自 19 世纪末至 20 世纪初才逐渐被人们认识。垂体作为一个神经内分泌器官，其组织学构成较为复杂，加之下丘脑分泌的激素，各个垂体靶腺分泌激素及调节，使得垂体腺瘤病因学研究复杂困难。经过科学家们的不懈努力，目前已在分子、细胞、组织和动物水平证实，多种因素可能导致垂体腺细胞获得持续增殖的活力而导致肿瘤发生。这些因素可总结为以下几类：①垂体腺瘤相关癌基因的激活和相关抑癌基因的失活；②腺垂体细胞周期蛋白的功能变异；③细胞信号通路缺陷。

（1）垂体腺瘤相关癌基因的激活。

①Ras 基因：Ras 基因是原癌基因家族，包括 H-ras、K-ras 和 N-ras，编码的蛋白质具有 GTP 酶活性。Ras 基因突变一般发生在侵袭性垂体腺瘤中，Lin 等在 7%的侵袭性垂体腺瘤中检测出 Ras 基因突变，而在非侵袭性垂体腺瘤中未检测出 Ras 基因突变，因此推测，Ras 基因突变可能和垂体腺瘤的发生和侵袭发展有关。

②垂体肿瘤转化基因（PTTG）：1997 年 Pei 等首先报道了 PTTG 基因，这是一种促垂体血管生成因子，它的过表达可导致体外培养的细胞发生癌变。在雌激素诱导垂体腺瘤的动物模型中，可看到 PTTG1 上调；PTTG1 转基因小鼠，可产生垂体增生和肿瘤。因此，染色体的稳定依赖于细胞内 PTTG1 的水平，PTTG1 的上调或下调都会导致细胞从 G_2 到 M 期的调控紊乱，从而引起染色体的不稳定和肿瘤发生。敲除 PTTG 可以抑制细胞增殖和促进细胞提早衰老。PTTG 在约 90%垂体腺瘤中高表达，而在正常的垂体组织不表达或低表达。因此，目前公认 PTTG 在垂体腺瘤生成和发展中发挥着重要作用。

（2）垂体相关抑癌基因失活。

①P21：P21 是 P43 的转录靶点，DNA 损伤和癌基因的表达能诱导 P21，导致细胞不可逆的细胞周期停滞。P21 通过细胞内蛋白抑制和促进细胞增殖，细胞核内的 P21 可以使不稳定的和非整数倍的细胞停止增殖。P21 缺失可以提高 Rb＋/－、PTTG－/－小鼠垂体细胞增殖率，促进垂体腺瘤生成。PTTG 的过度表达可促使垂体细胞非整数分裂，诱导 P21，促进 P43/P21 依赖的衰老，抑制垂体腺瘤生长。

②生长停滞和 DNA 损伤诱导基因（GADD）44Y：GADD44Y 属于 GADD 家族，GADD44Y 又称为 CR6，是一个 P43 调节的人类基因。GADD44Y 和 P21 WAF/CIP1、增殖

细胞核抗原相互作用，参与损伤 DNA 的修复。GADD44Y 可能通过阻滞细胞的 G_1/S 期来抑制细胞生长，还有促进细胞凋亡的功能。NFPA 中 GADD44Y 的 m RNA 表达水平显著低于正常垂体组织，而且在大多数垂体 GH 腺瘤和 PRL 腺瘤中不表达，人垂体腺瘤来源的细胞系转染 GADD44Y 后，可以显著抑制肿瘤细胞生长，从而推断 GADD44Y 可能是垂体腺瘤的抑制基因，GADD44Y 的丢失可能是垂体肿瘤发生的原因之一。

③母本印记基因 3（MEG3）：MEG3 的亚型 MEG3α有抑制细胞生长的功能。MEG3 在正常垂体组织较高表达，而在 NFPA 中不表达。MEG3 启动子两个重要的功能区甲基化，造成 MEG3 沉默，可能是 NFPA 中 MEG3 不表达的重要原因，认为 MEG3 的甲基化可能和 NFPA 的生成有关。

另外，还有 p15（1NK 4a）、p14（INK 4b）、RB 1、死亡相关蛋白激酶、垂体肿瘤凋亡基因、锌指蛋白多形性腺瘤样基因等肿瘤抑制基因在垂体腺瘤中异常表达，也与甲基化相关，造成基因的后天沉默，可能在散发性垂体腺瘤的生成和发展中发挥一定作用。

（3）信号转导：越来越多的学者，通过比较正常腺垂体与垂体腺瘤蛋白表达谱的差异，来研究垂体腺瘤发生相关的信号转导通路的变异，包括线粒体功能、氧化应激、分裂素相关蛋白激酶和细胞周期调控等。通过这些研究，将会促进我们对垂体腺瘤发生机制的进一步理解。

①细胞周期调控：细胞周期的调控是通过细胞周期素 CDK 激活相关细胞周期素依赖激酶实现的。当这些细胞周期素依赖激酶被激活后，它们会使 Rb 发生磷酸化从而使之失活，而抑癌蛋白 Rb 是最常见的细胞周期负调控因子。当 Rb 未被磷酸化时，它处于激活状态，可以与细胞转录因子 E2F 结合，从而抑制细胞从 G_1 期向 S 期的过渡，可以阻止受损的 DNA 进行复制。但是，当 CDK 和细胞周期素复合物磷酸化 Rb 使之失活时，Rb 就会释放 E2F，从而细胞可以顺利从 G_1 期过渡到 S 期。Rbl 基因杂合缺失的转基因小鼠，常常发生高侵袭性的垂体腺瘤；而那些 E2F 过表达的转基因小鼠多发生垂体过度增生，而不是腺瘤，这可能与细胞的早期衰老有关。

最常见的 CDK 抑制剂家族包括 IN K4a/ARF（p15、p14 和 p17）和 cip/kip 家族（p21、

p26 和 p46）。这些蛋白能抑制 CDK 的功能，从而抑制 Rb 的磷酸化失活，抑制细胞由 G_1 期到 S 期的进展而行使抑癌蛋白的功能。有研究发现，p15 基因在部分垂体腺瘤的标本上发生过甲基化而失活，而 p15 可以通过抑制 CDK4 使 Rb 磷酸化失活。p17 基因敲除小鼠常发生垂体中叶的过度增生和肿瘤，小鼠发生巨人症、器官肥大等症状；而 p17 蛋白水平在人垂体腺瘤中亦下调。p26 基因敲除小鼠常发生垂体中叶肿瘤，小鼠发生肥胖、体重增加和多器官肥大等症状。进一步，p26 基因敲除和细胞周期素 E 双转基因小鼠中常发生促肾上腺激素垂体腺瘤，原因可能是细胞周期素 E 的高表达使 p26 缺失导致的细胞 G1 向 S 期的过渡变得更加容易。糖皮质激素抵抗是促肾上腺激素细胞腺瘤的特殊病症。当高水平糖皮质激素不能负反馈抑制 POMC 基因表达时，ACTH 持续被合成和释放，从而导致库欣病的发生。转录激活剂 Brg1，是染色质重塑复合体 SW1/SNF 的关键组分，可以抑制 POMC 基因的表达。有研究发现，在 ACTH 腺瘤中，Brg1 的缺失常导致促肾上腺细胞的糖皮质激素抵抗。在大多数的促肾上腺激素细胞腺瘤和腺癌中，p26 和 Brg1 的水平较低或不表达。

2）细胞信号通路缺陷：GNAS 基因编码的 G 蛋白α亚单位，是细胞信号传导通路上的关键组分。它可以激活腺苷酸环化酶，从而进一步激活 cAMP 和 PKA 信号通路。但 GNAS 基因 gsp 的突变，可导致蛋白 GTPase 的功能失活。约有 30%的生长激素腺瘤发生这种突变，从而导致了生长激素细胞中 cAMP 水平的升高及 GH 的过度合成和分泌。有报道发现，获得性 gsp 基因突变可导致侵袭性泌乳素腺瘤向生长激素腺瘤的转变。由此我们可以推测，cAMP 通路可能是部分垂体腺瘤患者发生肿瘤的原因之一。

另外，多种生长因子及其受体，包括成纤维细胞生长因子、表皮生长因子、神经生长因子、骨形态生成蛋白、血管内皮生长因子和 Akt 信号转导通路等，都被发现与垂体腺瘤的发生有关。ER 受体α亚型在大腺瘤中的表达水平要远高于在小腺瘤中的表达。骨形态生成蛋白，过去被认为是促肾上腺细胞生长抑制因子，在泌乳素腺瘤中高表达。

（4）转录因子：垂体转录因子、锌指蛋白转录因子、致癌基因蛋白 C-MYC、致癌基因 Elkl、原癌基因 c-Fos 和细胞周期蛋白 D1 等转录因子都可能与垂体腺瘤有关。锌指蛋白转录因子可能通过脱乙酰基作用、组蛋白去乙酰化酶、非组蛋白去乙酰化酶和甲基化作用调节多个启动子，介导染色体重建，间接促进促生长激素细胞数量增加，选择性地调节 GH 和 PRL 激素基因的表达。

（5）垂体腺瘤相关 microRNA：microRNA 是在基因转录后起调节 m RNA 翻译和降解的非编码小 RNA。虽然这类 RNA 既作用于癌基因又作用于抑癌基因，但其在垂体腺瘤发生中的具体作用仍不清楚。研究发现，miR145、miR21、miR15 和 miR16 在 ACTH 腺瘤中下调，而 miR122 和 miR493 在 ACTH 腺癌中上调。let-7miRNA 家族及 m1R15a/m1R16 在绝大多数垂体腺瘤中下调。在无功能垂体腺瘤和生长激素腺瘤中，m1R128a、miR155 和 m1R516a-3p 共同调节作为抑癌蛋白的 Weel-like 蛋白激酶。因此，microRNA 在垂体腺瘤发生发展中扮演的角色有待进一步研究。

2.病理

结合尸检材料，在光镜下，垂体腺瘤外有边界，但无包膜。部分垂体腺瘤向邻近的正常垂体组织浸润生长。肿瘤细胞的特点为，细胞形态较一致，细胞丧失正常的短索状排列，细胞的基膜也发生变化。瘤细胞可呈圆形、正方形或多角形。细胞的大小差异可以很大：小的与淋巴细胞相似，仅在核外有少量细胞质，这些多是未分化的干细胞；大的胞质较多，其中可充满一些颗粒或呈泡沫状，瘤细胞的大小较一致，亦常见大核和双核，偶尔环状核即核凹入，把一部分胞质包入核内，很少看到核分裂。

多年来，根据光学显微镜下垂体腺细胞胞质对苏木精-伊红染色的不同，将垂体腺细胞分为嗜酸性细胞、嗜碱性细胞和嫌色性细胞。因此，传统上把垂体腺瘤分为嗜酸性细胞腺瘤、嗜碱性细胞腺瘤、嫌色性细胞瘤和混合性细胞瘤。实际上这种分类法不能把形态和功能结合起来，不能反映腺瘤的性质。因为嗜酸性细胞可以是生长激素（GH）、泌乳素（PRL）和大嗜酸性细胞，嗜碱性细胞可包括促肾上腺皮质激素（ACTH）细胞、促甲状腺素（TSH）细胞、促黄体激素（LH）细胞和促卵泡激素（FSH）细胞；而嫌色性细胞则可包括 GH 细胞、PRL 细胞、TSH 细胞、LH 和 FSH 细胞等。

近几年来，内分泌激素测定技术的进步和电子显微镜下观察超微结构及染色方法的改进，把形态（组织化学和电镜）和功能（临床表现）相结合的垂体腺瘤的分类已经形成。

（1）泌乳素细胞腺瘤（PRL 腺瘤）：细胞多为嫌色性，呈乳头状排列，瘤内可有小钙化灶。少数瘤细胞为嗜酸性。在电镜下，分泌颗粒多少不等。大多数肿瘤细胞内分泌颗粒较少，体积较小，直径在 120～300nm；体积较大的，最大直径达 1200nm。形状不规则，可为圆形、卵圆形、短杆状、泪滴状。电子密度大而均匀，在核旁高尔基体附近与粗面内质网一起形成泌乳素小体。少数分泌颗粒可在胞膜外，为分泌颗粒错位胞溢。免疫组织化学染色呈 PRL 阳性。长期溴隐亭治疗后可导致肿瘤钙化，淀粉样变沉着，血管周围和间质纤维化，可影响手术疗效。泌乳素细胞增生引起高泌乳素血症，极罕见于外科标本中，偶在肿瘤周围可见到。

（2）生长激素细胞腺瘤（GH 腺瘤）：占分泌性腺瘤的 20%～30%。在 HE 染色中，肿瘤细胞可呈强或弱嗜酸性橘黄 G 染色（＋），PAS（一）。在电镜下，根据细胞分泌颗粒的多少分为：①浓密颗粒型，颗粒直径大多为 200～350nm，颗粒多而密集、圆形、密度大而均匀，其他细胞器很少；②稀疏颗粒型，颗粒直径大多在 100～250nm，颗粒少而散在，胞核形态变异较大，在核凹入部有圆形纤维小体，所含数目不等、长短不一的微纤维。核旁常见中心粒。免疫组化染色，细胞质内 GH 阳性，其染色深浅与肿瘤细胞内 GH 分泌颗粒的多少成正比。

（3）促肾上腺皮质激素细胞腺瘤（ACTH 腺瘤、库欣病）：占垂体腺瘤的 5%～15%，微腺瘤体埋在腺垂体中后部，有些腺瘤伴有 ACTH 细胞增生（结节性、弥漫性，多数为混合性）。肿瘤细胞可为嗜碱性或嫌色性。PAS（＋），橘黄 G（一），红素（一）。肿瘤细胞常呈筛网状排列。在电镜下，细胞内分泌颗粒多少不等，直径为 150～450nm，电子密度极不均匀，深浅不等，或有中心空泡，核旁有成束的平行排列的微纤维积聚，可伴 Crooke 透明变性细胞。免疫组织化学染色细胞呈 ACTH 阳性。

（4）促甲状腺素细胞腺瘤（TSH 腺瘤）：此类型肿瘤少见，不足垂体腺瘤的 1%。瘤细胞较小，PAS（＋）。在电镜下瘤细胞颗粒小而圆，直径为 50～150nm，密度不均匀。胞质中散在平行排列的微小管。用免疫细胞化学染色呈 TSH 阳性。

（5）促性腺激素腺瘤（Gn H 或 FSH/LH 腺瘤）：少见。分泌颗粒圆而小，直径为 150～

250nm。免疫细胞化学染色示 LH 和 FSH 阳性。

（6）多分泌功能细胞腺瘤：在临床上腺瘤内含有 2 种或 2 种以上的分泌激素细胞，有多种内分泌功能失调症状的混合症候。最常见的是 GH＋PRL，此外还有 GH＋ACTH、PRL＋ACTH、PRL＋LH 或 FSH、GH＋ACTH＋TSH。这些细胞可用免疫细胞化学染色法显示出。

（7）无内分泌功能细胞腺瘤（无功能腺瘤）：占垂体腺瘤的 20%～35%，包括大嗜酸性细胞腺瘤和未分化细胞瘤，后者又称为裸细胞腺瘤。细胞质较丰富，染色较淡，无特殊染色颗粒。瘤细胞围绕血管及间质，呈乳头状排列，有的可见腺样分化，或弥散生长，胞核圆，染色质丰富。瘤内血或血窦较丰富，易发生出血。若用免疫细胞化学方法，肿瘤内可含 GH、PRL 或 Gn H 细胞，分泌颗粒小而稀疏，直径为 50～200nm，无细胞排粒作用。所测激素多为糖蛋白类激素，为α亚单位，部分亚单位激素因无生物活性而无临床症状。

（8）恶性垂体腺瘤（垂体腺癌）：罕见，尚无一致看法，有些学者将瘤细胞有明显异型性、易见到核分裂，并侵及邻近脑组织或颅内转移者，视为恶性垂体腺瘤。如仅见垂体腺瘤细胞内有异型性，而无远处转移，不能诊断为腺癌。

四、临床分型

（一）按激素分泌类型分类

1.功能性垂体腺瘤

根据激素分泌产物可以分为以下几种。

（1）垂体 GH 腺瘤。

（2）垂体 PRL 腺瘤。

（3）垂体 ACTH 腺瘤。

（4）垂体 TSH 腺瘤。

2.垂体无功能性垂体腺瘤

分泌产物不产生明显的内分泌学症状。

（二）按垂体腺瘤大小分类

（1）垂体微腺瘤是指肿瘤直径＜1cm 的垂体腺瘤。

（2）肿瘤直径≥1cm 者称为大腺瘤。

（3）肿瘤直径≥3cm 者称为巨大腺瘤。

（三）按病理 HE 染色分类

1.常规 HE 染色

嗜酸性、嗜碱性、嫌色性腺瘤。

2.免疫组化染色

GH、PRL、ACTH、TSH、FSH/LH 及混合性激素分泌腺瘤。

五、临床表现

垂体腺瘤的临床表现较为复杂，一般可以分为两大类。

1.垂体腺瘤的占位效应

（1）头痛：头痛可能由分布在鞍区的痛觉纤维受压引起。多数无分泌功能的腺瘤患者可以有头痛的主诉，早期系肿瘤向上发展牵拉鞍膈所致，当肿瘤穿破鞍膈后症状减轻或消失。

（2）视觉障碍：当肿瘤将鞍膈顶起，或穿破鞍膈向鞍上生长时，可以压迫视神经和视交叉而产生视力及视野改变，典型的表现为双颞侧偏盲，还可以导致视力下降。

（3）下丘脑和垂体功能减退。

1）甲状腺功能减退：怕冷、黏液性水肿、毛发粗。

2）肾上腺皮质功能低下：直立性低血压，易疲倦。

3）性腺功能低下：停经（女性），性欲低下，不孕。

4）尿崩症：非常少见（寻找其他病因，包括下丘脑垂体腺瘤、鞍上生殖细胞瘤）。

5）高泌乳素血症：PRL 分泌受到下丘脑分泌激素的抑制，垂体柄受压可使部分抑制作用消失。

（4）海绵窦受累及相应脑神经麻痹症状。

1）脑神经受压（Ⅲ、Ⅳ、V_1、V_2、Ⅵ）：眼睑下垂，眼球活动受限、面部疼痛、复视等。

2）侵袭海绵窦：突眼、结膜水肿等。

3）颈内动脉被肿瘤包绕：可以致轻度狭窄，但完全堵塞罕见。

（5）脑积水：肿瘤向鞍上发展可以压迫第三脑室，阻塞室间孔，从而造成脑积水。此时患者可以出现相应的头痛、呕吐、视神经乳头水肿、嗜睡或昏迷。

2.垂体腺瘤的内分泌功能表现

（1）泌乳素（PRL）腺瘤：最常见的内分泌腺瘤，可以导致女性患者闭经-泌乳综合征，男性患者性欲减退、阳痿及无生育功能。

（2）促肾上腺皮质激素（ACTH）腺瘤：库欣病。库欣病患者外貌的典型表现为满月脸、水牛背、锁骨上脂肪垫、痤疮、多毛、皮肤菲薄、紫纹、高血压、糖尿病、骨质疏松。

（3）生长激素（GH）腺瘤：导致成人肢端肥大，表现为手、足肥大，前额隆起，巨舌，高血压，软组织肿胀，周围神经卡压综合征，头痛，出汗过多（尤其是手掌）及关节痛。儿童（在骨骺闭合前）GH 水平的升高可导致巨人症。

（4）促甲状腺素（TSH）腺瘤：导致垂体性甲状腺功能亢进症。

（5）促性腺激素（LH/FSH）腺瘤：通常不引起临床症状。

六、辅助检查

1.一般实验室检查

包括血生化检查，注意伴发糖尿病等内分泌疾病。

2.内分泌学检查（垂体功能检查）

所有垂体腺瘤患者应该进行全面的内分泌学检查，包括 PRL、GH、ACTH、TSH、FSH、LH、MSH、T_3、T_4 及 TSH。由于垂体激素分泌有昼夜节律的改变，应按照规定时间进行多次、多点抽血检查，必要时行激素分泌刺激或抑制试验。对疑为 ACTH 腺瘤病人，常需检测血浆皮质醇、24 小时尿游离皮质醇（UFC）及行地塞米松抑制试验和 ACTH 刺激试验。

（1）肾上腺轴：早上 8 时皮质醇的正常参考值为 6～18μg/100mL。24 小时尿游离皮质醇更精确（特异性和敏感性几乎达 100%，除应激和慢性酒精中毒外，假阴性结果很少）。如果结果均正常者，至少应复查 2 次；对仍有疑问的患者，行小剂量地塞米松过夜抑制试验。

（2）甲状腺轴。

1）筛选：T_4（总体或游离）、促甲状腺素（TSH）。

2）进一步检查：促甲状腺素释放激素（TRH）兴奋试验（如 T_4 水平低或位于临界水平应考虑行此检查），检查 TSH 的基础水平，静脉注射 TRH 500μg，分别于 30min、60min测定 TSH。正常反应，峰值出现在 30min 时，且为基础水平的 2 倍；反应受损且 T_4 水平低的患者提示垂体功能不足；反应过度提示原发性甲状腺功能减退。

（3）性腺轴

1）筛选：血浆促性腺激素（FSH 和 LH）和性激素（女性测雌二醇，男性测睾酮）。

2）进一步检查：没有任何一种化验检查可以区分病变是垂体性的还是下丘脑性的。

泌乳素水平：PRL＜200ng/m L，约 80% 为微腺瘤，且 76% 术后 PRL 可以正常；如果PRL＞200ng/m L，只有约 20% 是微腺瘤。

生长激素（GH）和 IGF-1：空腹或随机血清 GH＜2.5ng/m L 时可判断为 GH 正常；若GH≥2.5ng/m L 时需要进行口服葡萄糖耐量试验（OG-TT）确定诊断。通常使用口服 75g葡萄糖进行 OGTT。分别在 0min、30min、60min、90min 及 120min 取血测定血糖及 GH 水平，如果 OGTT 试验中 GH 谷值水平＜1ng/mL，判断为被正常抑制。肢端肥大患者无此抑制，个别有反常升高。肝脏疾病、糖尿病及肾功能衰竭也可无 GH 抑制。

GH 的作用主要是经 IGF-1 介导来完成，血清 IGF-1 水平与肢端肥大患者病情活动的相关性较血清 GH 更密切。活动期肢端肥大患者血清 IGF-1 水平升高。由于 IGF-1 水平的正常范围与年龄和性别显著相关，因此测定结果应与年龄和性别相匹配的正常值范围（正常均值±2 个标准差）对照。当患者血清 IGF-1 水平高于与性别和年龄相匹配的正常值范围时，判断为血清 IGF-1 水平升高。

3.视力及视野的检查

当垂体腺瘤压迫视交叉时，典型的视野改变为双颞侧偏盲。

4.影像学检查

（1）头颅 X 线平片或蝶鞍断层检查：要求有正、侧位，了解蝶鞍大小、鞍背、鞍底等骨质破坏的情况，对考虑经蝶窦入路的患者有帮助。

（2）CT 检查：现已经被 MRI 取代。在不宜行 MRI 检查时（如心脏起搏器）可以行 CT 检查。应行轴位及冠状位重建，薄层扫描更有意义。脑 CT 可以了解额窦及蝶窦发育状态、蝶窦纵隔的位置及蝶鞍区骨质破坏的情况、肿瘤与蝶窦的关系等。为显示鞍旁颈内动脉和除外脑动脉瘤时应行脑血管造影。CT 平扫可见有低密度改变；蝶鞍局部骨质破坏；腺垂体表面局部膨隆；垂体柄移位（不可靠，正常情况下也可以向对侧偏移）。增强扫描（静脉内注射强化）可见：正常垂体明显强化（无血脑屏障）；大型腺瘤强化较正常垂体明显；微腺瘤强化少（可能更慢）。

（3）MRI 检查：是垂体腺瘤影像学首选的检查方法。通常情况下神经垂体在 T_1 像表现为高信号，缺乏此征象常伴有尿崩症。通过 MRI 可以了解肿瘤与脑池、海绵窦、颈内动脉、视神经视交叉、第三脑室的关系，如肿瘤侵犯海绵窦情况、显示颈内动脉和（或）颈内动脉受累情况等。75%的患者 T_1 像表现为低信号，T_2 像表现为高信号（25%的表现不典型，可以与上述情况相反）。肿瘤强化情况时间依赖性很强，MRI 必须在注药后 5min 成像才能显示微腺瘤。垂体柄的移位也提示垂体腺瘤。

5.其他检查

对于垂体 GH 腺瘤，即使患者无心脏疾病，仍需行超声心动图检查；因 25%～60%的患者存在阻塞性呼吸睡眠暂停综合征，需要行呼吸睡眠监测；结肠镜排除结肠息肉等病变。

临床上主要依据各种垂体腺瘤的临床表现、内分泌学检查和影像学检查结果，以及垂体腺瘤占位所产生的相关症状等，进行全面分析后做出相应诊断。对早期的垂体微腺瘤，尤需进行细致的检查和对不典型症状的分析，以确定肿瘤的有无及其部位、类型、性质、大小等。

七、鉴别诊断

1.颅咽管瘤

小儿多见，首发症状常为生长发育迟缓、多饮、多尿等内分泌异常表现，CT 扫描显示鞍区肿瘤呈囊性、实性或囊实相间，可伴钙化，钙化斑为其特征；MRI 可见垂体信号，蝶鞍扩大不明显，肿瘤通常向鞍上生长。

2.脑膜瘤

多见于成年人，内分泌学检查正常，CT 及 MRI 检查为均匀密度或信号强度的病变，明显强化，可见脑膜尾征，囊性变少见，可以见垂体信号。

3.床突旁动脉瘤

无明显内分泌障碍。CT 及 MRI 可见正常垂体信号，鞍旁可以有或无钙化，病变呈混杂信号。明确诊断需 DSA 或 CTA 检查。

4.视神经胶质瘤

多见于小儿，主要表现为视力下降明显，无内分泌异常表现，可以合并神经纤维病变的表现。

5.脊索瘤

好发于颅底中线部位的肿瘤，常有多数脑神经损害的表现，CT 及 MRI 显示肿瘤主要位于斜坡，可以侵及蝶窦，但较少向鞍上生长，可以见到骨质破坏及垂体信号。

6.表皮样囊肿

常易于鉴别，通常在 CT 及 MRI 分别表现为低密度及低信号强度病变，边界锐利，沿脑沟及脑池生长。

7.生殖细胞瘤

多见于少儿，首发症状为多饮多尿，垂体激素水平正常或低下。

8.空泡蝶鞍综合征

有时在临床表现上与垂体腺瘤无法鉴别。但 CT 及 MRI 可见同脑脊液样信号强度相同病变局限于鞍内，无鞍上发展。

9.拉克囊肿

系颅咽管的残留组织，多表现为囊性病变，内分泌异常表现少见。

10.垂体脓肿

少见。CT 或 MRI 可以见明显的环状强化影像。可以有或无手术史、全身感染史。

八、治疗

（一）外科手术治疗

1.外科手术适应证

（1）垂体泌乳素腺瘤：药物治疗效果欠佳；不能耐受药物治疗；拒绝服用药物治疗；肿瘤巨大伴明显视力、视野障碍。

（2）垂体 ACTH 腺瘤：确诊后，手术治疗是首选方法。

（3）肢端肥大症：外科手术是首选治疗方法。

（4）垂体无功能微腺瘤：可以随诊观察。

（5）大腺瘤：垂体泌乳素腺瘤，伴垂体卒中或囊性变，药物治疗效果不佳者；有视神经视交叉受压者，即使没有内分泌异常或视野缺损，但视觉结构可能会受到损伤，也需要手术治疗。

（6）急性和迅速的视力或其他神经功能恶化。可能意味着视交叉缺血、出血或肿瘤梗死（垂体卒中），失明通常需要急诊手术减压。

（7）对于诊断不明确的患者，手术中可以切除病变组织用于病理诊断。

2.外科手术入路

（1）经颅入路：大多数垂体腺瘤可以采用经蝶窦入路手术，但在某些情况下应该考虑开颅手术，蝶鞍扩大不明显，肿瘤主要位于鞍上，尤其是肿瘤被鞍膈孔束紧，肿瘤呈"哑铃"形；向前、中颅底生长，且大于鞍内部分的肿瘤。

①经额底入路：临床上常用的开颅入路包括经额下入路、经翼点入路、眶上锁孔入路等，优点是术中肿瘤及周围结构显露清楚。与经蝶窦入路手术相比，并发症发生率及死亡率相对较高，患者难以接受。对于那些肿瘤质地坚硬、血供丰富或呈"哑铃"状生长的肿

瘤及鞍外扩展明显的巨大肿瘤常常需要经颅入路手术治疗。

Schwartz 等分析 3470 例手术并进行系统评价，比较内镜经鼻蝶窦入路手术、显微镜经鼻蝶窦入路手术及开颅手术的优劣。内镜经鼻蝶窦手术全切率高，复发率低，但脑脊液漏的发生率高于后两者；经蝶窦入路手术癫痫、刀口感染的发生率非常低。当然，本研究也有明显的选择性偏倚。经蝶窦手术、经颅手术患者肿瘤的大小、侵袭性有差异，影响了结果的判断。随着内镜技术和手术器械的发展，其在垂体腺瘤手术尤其侵袭性巨大腺瘤中会有越来越多的应用。

手术并发症：下丘脑功能障碍、颅底血管损伤、腺垂体及神经垂体功能暂时或永久性障碍、术后视功能障碍加重。

②经纵裂入路：适于肿瘤大部位于第三脑室前部，充满鞍上池，未侵入第三脑室者。

③经胼胝体入路：适于肿瘤侵入第三脑室和（或）侧脑室，脑积水明显。视交叉下方和鞍内部分肿瘤显露不佳。

④经侧脑室入路：适于肿瘤侵入侧脑室，室间孔明显梗阻者。缺点是对鞍内显露不好。

⑤经翼点入路：适于肿瘤向鞍旁、颅中窝底生长，并向鞍后发展者。

手术并发症：下丘脑功能障碍、颅底血管损伤、腺垂体及神经垂体功能暂时或永久障碍、术后视功能障碍加重。

（2）经蝶窦入路：约 95%的垂体腺瘤（垂体微腺瘤及绝大多数垂体大腺瘤）手术可以通过此入路完成，是目前最常用的手术入路。与传统经颅入路手术相比，经蝶窦入路手术除了可以彻底切除肿瘤外，术中对脑组织、脑神经和血管的损伤相对小、耗时短、不影响外貌，患者容易接受，并有并发症少、病死率低等优点。对于向鞍外侵袭性生长的肿瘤，可采用扩大经蝶窦入路切除。内镜下经蝶窦入路切除垂体腺瘤具有微创、手术视野开阔、并发症少、患者恢复快等特点，近年来被广泛应用于临床。结合神经导航技术、术中磁共振（iMRI）技术、术中多普勒技术、术中荧光造影技术、神经电生理监测技术等可以更安全、有效地切除肿瘤。

绝大多数神经外科医师采用单鼻孔入路，通过扩大蝶窦开口或者于鼻中隔根部与蝶窦结合处切开进入蝶窦腔，但不建议过多分离鼻黏膜，因后者术后需要鼻腔堵塞和较长的住院时间。

近年来，有学者在经蝶窦入路的基础上提出了沿垂体腺瘤假包膜外切除肿瘤的方法，可以提高肿瘤的全切率、保护正常垂体功能、减少术后复发率及并发症。文献报道70.9%的 PRL 腺瘤、55.0%的 GH 腺瘤、40.0%的 ACTH 腺瘤、50.7%的无功能腺瘤存在假包膜，平均为55.7%。微腺瘤的假包膜多是完整的，包绕整个肿瘤，而大腺瘤的假包膜常有缺损，无法完整包绕肿瘤，肿瘤会向正常的腺垂体组织中浸润生长。肿瘤可穿透假包膜向周围正常结构，呈侵袭生长，这是肿瘤复发和难以全切的原因。手术中辨认并沿假包膜可全切肿瘤，复发率低，避免损伤正常垂体功能。

对于侵袭性或一般情况较差的垂体 GH 腺瘤，术前可使用生长抑素类似物，以提高手术疗效和安全性。

对于库欣病患者，术中可疑病变可送冷冻病理检查，如证实为肿瘤可利用显微外科技术切除肿瘤；如未发现肿瘤，应探查整个蝶鞍；如仍未发现肿瘤，可根据 BIPSS 提示的肿瘤切除同侧半的垂体，即使 BIPSS 对肿瘤位置提示的准确率只有65%；如仍未控制高皮质血症或复发的患者，可考虑全垂体切除、双侧肾上腺切除、放射治疗及药物治疗。患者术后几个月多有肾上腺功能低下，需要补充糖皮质激素。有关库欣病的治愈判定标准，目前尚存有争议。文献报道有采用术后早期（24～48 小时）早上 8 时血 F、ACTH、24 小时的 UFC 及地塞米松抑制试验来判断愈后，如术后早期（24～48 小时）早上 8 时血 $F<2\mu g/dl$ 提示治愈，$ACTH>20ng/L$ 预测术后复发可能性增加。但是，长期随访的结果显示，即使再严格的标准也无法100%判断肿瘤是否治愈及预测肿瘤的复发，仍然需要终身的随访。关于库欣病术后长期疗效的判断仍然需要规范的前瞻性研究来建立标准。

经蝶窦入路的手术死亡率<1.5%，多个中心报道无死亡病例。常见的术后并发症包括术区局部血肿、脑脊液漏、尿崩症、鼻出血、脑膜炎、静脉血栓、低钠血症、感染、永久性尿崩和垂体功能低下。

3.术后并发症（经蝶窦入路）

手术并发症主要有术后垂体功能低下、脑脊液鼻漏、鞍内血肿、鼻出血（假性动脉瘤破裂出血）、尿崩症（绝大多数为一过性）、水电解质紊乱、眼肌麻痹、鼻中隔穿孔、嗅觉下降等。

（二）放射治疗

在垂体腺瘤治疗过程中，由于放射治疗（放疗）起效较慢而且常常会引起垂体功能低下，所以目前主要是作为辅助治疗手段，用于那些手术治疗后激素水平仍未达到正常水平或仍有肿瘤残余的患者，主要目的是抑制肿瘤细胞生长，同时减少分泌性肿瘤激素的分泌。放疗也可作为首选治疗方法用于那些有明显手术禁忌证或拒绝手术治疗的患者。

1.常规放射治疗

通常垂体腺瘤实施分次放射治疗，总剂量 4000～5000cGy。更高剂量的辐射在控制肿瘤及提高生存率方面没有更好效果，相反带来更多的不良反应。对于 GH 腺瘤，治疗 10 年后约 50%可达到内分泌治愈（GH<2μg/L，IGF-1 正常），主要并发症为垂体功能低下和视功能下降。

2.立体定向放射外科治疗

应用立体定向三维定位方法，把高能射线准确地汇聚在颅内靶灶上，可以在较短时间和有限范围内使辐射线达最大剂量，一次性或分次毁损靶灶组织，而对靶灶周围正常组织影响很小。目前常用的方法是 Y 刀和 X 刀。由于 X 刀是直线加速器作放射源，其准确性和疗效较 Y 刀差。立体定向放射外科是近年来发展较快的放射治疗手段。放疗一般起效慢，治疗后至少 1～2 年才能达到满意效果，对需要迅速解除对邻近组织结构压迫方面效果不满意。如 GH 腺瘤经 Y 刀治疗 5 年后，约 50%患者 OGTT 试验 GH 水平可小于 1μg/L。按照 GH<2μg/L 和 IGF-1 下降至年龄和性别相匹配正常范围内的标准，Y 刀治疗 24～36 个月后 17%～35%的患者可治愈。不良反应有急性脑水肿、脑组织放射性坏死、肿瘤出血、脱发和垂体功能减退等。

有关放射治疗仍有许多问题需要研究。比如放射治疗潜在的安全性问题，与脑血管病的关系仍不清楚，与继发肿瘤是不是有关系，长期的并发症如神经认知改变、常规放射治疗与立体定向放射治疗的比较等。

以下情况考虑放射治疗。

（1）作为外科手术的替代治疗方法：当患者一般状况差或合并有其他系统疾病，不能承受全身麻醉手术时，或患者拒绝手术时。

（2）作为外科手术的辅助治疗方法：①复发、残余肿瘤无法再次手术切除且继续增长。②肿瘤巨大或侵袭性垂体腺瘤，外科手术切除难度较大时，可考虑术前进行放射治疗，待肿瘤缩小后再进行外科手术治疗。

（三）药物治疗

1.垂体 PRL 腺瘤的药物治疗

垂体 PRL 腺瘤的首选治疗方案是多巴胺受体激动药治疗。溴隐亭对腺瘤的作用是基于对泌乳素 mRNA 生成的抑制，进而抑制泌乳素的生成。在应用溴隐亭进行治疗时，肿瘤细胞结构逐渐退化、肿瘤体积变小，最终破碎和纤维化，能有效降低血清泌乳素水平，抑制泌乳，纠正月经失调。尽管没有资料显示多巴胺受体激动药会对胎儿有危害，但如果发现妊娠还是要根据具体情况建议停药或继续服用药物治疗。与溴隐亭相比，卡麦角林能更有效地降低血清泌乳素浓度至正常水平。同时卡麦角林的不良反应很小，患者的耐受性更好。卡麦角林在缩小肿瘤体积上也是非常有效的。非常遗憾的是，此药目前仍未进入国内市场。妊娠前和妊娠妇女不推荐使用卡麦角林。在有更多证据之前，这类患者的首选依然是溴隐亭。

2.垂体 GH 腺瘤的药物治疗

目前治疗垂体 GH 腺瘤的药物主要有 3 类，为多巴胺受体激动药（DAs）、生长抑素受体类似物（SRLs）、生长激素受体拮抗药（GHRA）。对于药物治疗过程中妊娠的患者，建议停药，因为目前没有足够的证据证明妊娠期间用药安全。

SRLs 主要作用于生长抑素受体亚型 2 和 5，减少肿瘤分泌生长激素。适应证为外科手术难以治愈的患者，如肿瘤向蝶鞍外生长但没有压迫视神经；术后未达到内分泌治愈；术前用药以避免立即手术可能发生的严重并发症；在放射治疗未起效的过程中控制病情。长效 SRLs（善龙，Sandosta-tin-LAR）是临床上最常用的药物之一，可以有效治疗垂体生长激素腺瘤，对 TSH 腺瘤也有一定疗效，可以降低血 GH 和 TSH 水平并使肿瘤缩小。长期随访表明，70%患者 GH 可下降至 2.5ng/L 以下，IGF-1 正常，但一般 SRLs 治疗 10 年后才能达到最佳效果。75%的患者肿瘤体积缩小可超过 20%，平均为 50%。药物不良反应主要包括腹胀、胆囊结石（很少引起胆囊炎）、胰腺炎。

目前临床上应用的 GHRA 只有 pegvisomant，适应证为其他药物治疗过程中 IGF-1 仍持续升高者；单独或与 SRLs 联合用药，目前尚缺乏足够的证据比较两者优劣。2%的患者肿瘤会继续生长，25%的患者会有暂时性肝功能异常。

临床上常用的 DAs，包括溴隐亭和卡麦角林，文献报道仅卡麦角林对 10%的 GH 腺瘤患者有效。适应证为患者要求口服药物；部分患者术后 PRL 明显高于正常，GH 及 IGF-1 中度升高；SRLs 已达最高剂量但效果不佳者作为联合用药。高剂量、长时间用药有引起心脏瓣膜疾病的风险，应监测超声心动图。

对 GH 腺瘤的药物治疗尚有许多问题有待研究，如各种 SRLs 疗效的比较、GHRAs 单独用药及联合 SRLs 疗效的比较、各种药物的经济学比较等。

3.垂体 ACTH 腺瘤的药物治疗

垂体 ACTH 腺瘤首选治疗为手术，术后未愈的患者可以接受放射性治疗，但治疗时间较长，药物治疗是重要的辅助手段。

类固醇生成抑制药：此类药物为临床常用的药物之一，可缓解高皮质醇血症，但不能使肿瘤体积缩小。酮康唑可抑制多种类固醇酶，降低皮质醇水平，对 70%～80%患者有效。注意监测肝酶。甲吡酮为 11-羟化酶抑制药，可使 70%～80%患者皮质醇水平正常，如与其他类固醇生成抑制药联合应用，可以提高其药效。

多巴胺受体激动药：文献报道应用卡麦角林治疗 2 年后，40%的库欣病患者有效。

生长抑素类似物：Pasireotide 作用于 SSR 的 1、2、3、5 亚型，而垂体 ACTH 腺瘤多表达 SSR5。近期一项Ⅱ期临床试验表明，应用 Pasireotide 2 周后，16%的库欣病患者 24 小时的 UFC 降为正常。常见的不良反应为胃肠道反应、高血糖等。III 期临床试验目前正在进行。

糖皮质激素受体拮抗药：米非司酮是 2 型糖皮质激素受体和黄体酮受体，可应用于各种原因引起的高皮质醇血症，包括库欣病。常见的不良反应为低钾血症、高血压及女性子宫内膜增生、流产等。

4.促甲状腺素（TSH）腺瘤

此类肿瘤首选治疗为手术，术前要控制甲状腺功能亢进状态，目前常采用善龙治疗作为术前准备。对于手术未治愈者，药物可作为辅助治疗措施。大多数 TSH 腺瘤表达 TSH 和生长抑素受体（SSTR2、SSTR5），有些肿瘤上表达多巴胺受体。溴隐亭最早用来治疗 TSH 腺瘤，研究也较早，但结果有争议。此外，生长抑素类似物也用来治疗 TSH 腺瘤。在大多数病例中，长效生长抑素类似物可以减少 TSH 的分泌。其除内分泌作用外，近 50%的病例可以缩小肿瘤体积。

九、预后

垂体腺瘤手术效果良好率一般是 60%～90%，但也有较高的复发率。术后需定期随诊观察临床症状，做内分泌学和放射学检查。垂体腺瘤的复发与手术切除不彻底、肿瘤侵蚀性生长，累及硬膜、海绵窦或骨组织、垂体细胞增生等因素有关。垂体无功能微腺瘤即使不进行治疗预后仍良好。

第三节　松果体细胞瘤

一、流行病学

松果体细胞肿瘤中，以低级别的松果体细胞瘤最为多见，占松果体实质细胞肿瘤的 55%左右。肿瘤生长缓慢，WHO 分级I级。松果体细胞瘤可以发生于任何年龄，但以成年人多见（平均年龄为 38 岁），男女间发病无差异，5 年生存率为 86%～100%，肿瘤完全切除后复发的病例尚未见报道，脑脊液播散罕见。中分化松果体实质细胞瘤在 2000 年 WHO 关于中枢神经系统肿瘤分类中被提到，并被定为 WHO 分级II级或III级。该肿瘤占所有松果体实质细胞肿瘤的 20%以下，任何年龄可发病，但发病高峰为成人早期，女性稍多于男性，5年生存率为 39%～74%。中枢神经系统或其他转移病变确有报道，但较罕见。松果体母细胞瘤为高度恶性的肿瘤，WHO 分级为IV级，是松果体实质细胞肿瘤中最原始的一类肿瘤，占松果体实质细胞肿瘤的 45%。松果体母细胞瘤是胚胎性肿瘤，被称为成松果体腺原始神经外胚层肿瘤。该肿瘤可发生于任何年龄，最常见于 20 岁以前，无性别差异。脑脊液播散种植较常见，也是其最常见死亡原因。5 年生存率为 58%。

二、病因病理

1.松果体细胞瘤

肿瘤色泽灰红，质地柔软，略呈半透明状。肿瘤可向周围呈侵袭性生长，肿瘤基底呈浸润性生长，也可见退行性变，如囊变、出血等，与周围境界不清。镜下观察细胞总体较为稀疏，分布不均，或松散分布，或聚集成小团。细胞较大，胞质丰富，分化良好，核感染，多呈不规则形，肿瘤细胞之间有少量血管分布，有时可见肿瘤细胞形成典型和不典型的环状排列。肿瘤恶变后分隔以无数纤细而交错的突起，核周质丰富，核周质与突起均呈疏电子性，其中有神经分泌颗粒，细胞核为圆形，无边界的核仁结构。

2.松果体母细胞瘤

发生于儿童的原始胚胎性松果体实质细胞，松果体母细胞瘤细胞密度高，瘤细胞同其他中枢神经系统小细胞胚胎性和原始神经外胚层肿瘤一样，表现为高核质比例，核圆或呈不规则形，深染，偶见小核仁，胞质少，细胞边界不清，弥漫分布，其中偶见 Homer-Wright 菊形团或 Flexner-Wintersteiner 菊形团。后者提示视网膜母细胞瘤分化，偶见乳头状结构。松果体实质细胞银染显示少许胞质和细胞突起。少数松果体母细胞瘤中存在黑色素软骨和横纹肌母细胞分化，有些肿瘤双向分化很像松果体细胞瘤和松果体母细胞瘤相互转变。

三、临床表现

松果体肿瘤病程长短不一，其临床表现主要取决于肿瘤的组织学类型、位置和体积大小。一般病程较短，多在 1 年以内，自 10 天至 2.5 年，平均约为 6 个月。肿瘤的发展过程所产生临床症状主要有 3 个方面。

1.颅内压增高

肿瘤压迫第三脑室后部或中脑导水管使其狭窄或闭锁，早期即可引起梗阻性脑积水致使颅内压增高。患者表现为不同程度的头痛、恶心、呕吐、视神经乳头水肿、视力下降和视野缩小、记忆力减退等。脑积水或肿瘤挤压小脑可产生平衡能力障碍、肌张力降低或共济失调的表现。婴幼儿可有头围增大、癫痫发作、发育迟缓等。

2.邻近脑受压症状

（1）眼征：Parinaud 综合征（上凝性共轭麻痹）或四叠体上丘综合征，患者表现为眼球向上运动障碍、瞳孔散大或不等大、瞳孔对光反应迟钝或消失等，主要由肿瘤压迫四叠体上丘引起。

（2）听力障碍：肿瘤体积较大时可压迫四叠体下丘及内侧膝状体而出现双侧耳鸣和听力减退。

（3）小脑征：肿瘤向后下发展可压迫小脑上脚和上蚓部，出现躯干性共济失调及眼球震颤、肌张力降低等。

（4）丘脑下部损害：当肿瘤侵犯第三脑室底部时，可影响患者内分泌功能，除尿崩症外，还可出现腺垂体功能减退症状。当肿瘤累及下丘脑时可出现嗜睡、多食、肥胖或厌食、消瘦等症状，也可出现烦渴、多饮或少饮及高钠血症。

3.内分泌症状

（1）性征发育或不发育：肿瘤压迫正常的松果体细胞使褪黑激素分泌减少，去除了褪黑激素对性腺激素分泌的抑制，可导致性早熟，也有少数表现为性征发育停滞。性早熟在男性表现为声音变粗、长阴毛、阴茎增大；在女性表现为乳腺发育、月经提前。

（2）尿崩症：肿瘤损害下丘脑影响抗利尿激素的分泌。

4.其他症状

部分患儿可出现癫痫发作，双侧锥体束受压的症状。可因肿瘤细胞脱落发生椎管内转移，出现脊髓受损的表现。

四、辅助检查

1.实验室检查

（1）脑脊液脱落细胞学检查：脑脊液脱落细胞学检查对诊断生殖细胞瘤、松果体母细胞瘤最有价值。这两种肿瘤细胞易脱落，可出现脑脊液内种植。如脑脊液脱落细胞学检查发现病理细胞，即可明确诊断。脑脊液内种植可刺激脑室脉络丛分泌过多脑脊液，导致交通性脑积水，故肿瘤很小即可合并显著脑积水。

（2）羟基吲哚-氧-甲基转移酶：羟基吲哚-氧-甲基转移酶是褪黑素生物合成最后步骤的关键酶。Tsumanuma 等对 3 例松果体母细胞瘤与 5 例松果体细胞瘤进行原位杂交分析后发现，这两类肿瘤细胞保存了表达羟基吲哚-氧-甲基转移酶 mRNA 的功能，因此认为羟基吲哚-氧-甲基转移酶水平升高有助于诊断松果体实质肿瘤。

2.影像学检查

（1）松果体细胞瘤：在 CT 上，松果体细胞瘤边界清晰，直径常小于 3cm，呈圆形或类圆形，边界清楚，轮廓光整，均质稍高密度或等密度，可有散在钙化。松果体正常结构消失，松果体正常钙斑爆破并向周边移位。在 MRI 上，病变边界清晰，呈 T_1 低或等信号，T_2 高信号。增强扫描后，轻度到中度均质强化。

（2）松果体母细胞瘤：在 CT 上，病变为大（典型者直径≥3cm）、分叶状肿块，呈典型高密度，此表现反映其细胞密集的组织学特征。如果可见松果体钙化，那么钙化斑通常被爆破并移位至病变周边。几乎所有患者均有阻塞性脑积水表现。在 MRI 上，肿瘤信号不均，T_1 像上实性部分呈低至等信号、T_2 像上相对于皮质呈等至稍高信号，增强扫描，肿瘤不均质强化。

五、诊断及鉴别诊断

松果体区肿瘤的诊断必须以病理组织学诊断为准，因为各型肿瘤的治疗方案和预后差别很大，而最大的困难还是组织学标本的获取，因而需强调立体定向松果体区病变活检的重要性。

鉴别诊断应注意区分位于松果体区以外部位发生的肿瘤，如脑膜瘤、血管瘤；邻近部位，如脑干、小脑蚓部等的肿瘤；此外，还有松果体囊肿等。这些疾病与松果体肿瘤的区别主要依据影像学检查进行鉴别，若有性早熟则生殖细胞瘤可能性大。最后确诊有赖于病理学检查。

1.癌的起源定位

若肿瘤起源于松果体外的组织如脑干、丘脑或第三脑室壁，正常松果体被推移、侵犯，应考虑其他细胞来源的肿瘤，如星形细胞瘤。若肿瘤以松果体为中心，而邻近的脑干、丘脑被推移或侵犯，则考虑为生殖细胞或松果体实质细胞来源的肿瘤。

2.肿瘤的密度或信号

表皮样囊肿、畸胎瘤的成分较特殊，相对较具特征性，畸胎瘤内含脂肪、钙化组织、软组织及液体等，呈混杂密度信号肿块，增强扫描多为不均匀强化。生殖细胞瘤本身一般没有钙化，松果体钙斑被肿瘤包绕则支持生殖细胞瘤的诊断。

3.肿瘤的边界、形态和有否分叶

松果体细胞瘤为良性肿瘤，部分可有包膜，边界清楚。松果体母细胞瘤、生殖细胞瘤没有包膜，可侵犯邻近结构，呈明显的不规则和分叶。

4.肿瘤的种植性转移

生殖细胞瘤更为常见，且常转移至鞍上，肿瘤可沿脑脊液播散，累及脑室及蛛网膜下隙。

5.其他

结合临床资料，生殖细胞瘤占松果体区肿瘤的40%～50%，男性多见。

六、治疗

1.手术治疗

发生松果体细胞瘤应当以手术治疗为主，因为该肿瘤的病理性质决定了它对放射治疗不敏感，而部分患者在脑室腹腔分流术后虽然颅内压不高，但中脑受压的体征却更明显，只有直接手术切除肿瘤才能解除对其脑干的压迫。由于肿瘤的具体生长部位不同，手术有多种入路可供选择。

过去对松果体区肿瘤常采用非手术治疗，在行脑室-腹腔分流术后即行颅外放射治疗。其原因为：①肿瘤直接手术切除危险性大。②75%的肿瘤为恶性，手术不能达到根治的目的，术后患者依然需放射治疗。③60%～80%松果体区肿瘤对放疗有反应，且部分可达放射治愈。④有报道肿瘤切除术后放疗与直接行放射治疗相比较，患者5年生存率无明显差别。⑤肿瘤切除术还可增加肿瘤远距离蛛网膜下腔播散。但近年来随着显微手术技术的运用，松果体区肿瘤的手术死亡率下降到5%以下，更多学者主张放宽手术适应证。

（1）松果体区肿瘤分型：Poppen曾将松果体区肿瘤按蔓延情况分为4种类型。A型：肿瘤位于小脑幕裂孔上方，向前突入第三脑室，压迫上丘阻塞中脑导水管。B型：肿瘤向后生长，部分阻塞小脑幕裂孔并压迫小脑。C型：肿瘤较大，骑跨小脑幕裂孔，压迫上丘和小脑，完全阻塞中脑导水管。D型：为恶性病变，浸润第三脑室壁并破坏胼胝体。

（2）手术入路的选择：准确把握肿瘤的生长部位及周围重要神经结构和血管间的解剖关系，对选择合理的手术入路至关重要。

松果体区肿瘤手术入路大致分为5种，即经顶枕胼胝体入路、枕叶切除入路、经侧脑室入路、枕部经小脑幕入路及幕下小脑上入路。其中枕叶切除入路和经侧脑室入路对神经功能损伤较大、术后并发症多，现已较少使用。

1）经顶枕胼胝体后部切开入路：主要用于肿瘤向第三脑室内生长者（肿瘤生长A型）。需切开胼胝体，术后并发症为偏瘫、大脑失连合综合征。

2）经枕小脑幕切开入路：患者采用俯卧位，手术较为安全。此入路视野宽敞，对脑深部静脉暴露较为清楚，尤有利于切除较大肿瘤。

3）经幕下小脑上入路：此入路现在常用，它具有以下优点：a.患者坐位下手术，手术者操作时较为舒适、方便；b.小脑因重力关系自然下垂而远离小脑幕，提供一定的手术操作空间；c.松果体区肿瘤常位于正中位，且多为中等大小，故从解剖角度来看，中线方向接近肿瘤更为合理；d.此入路便于施行陶氏分流术，尤其是肿瘤切除不全时。但该入路在坐位下手术，易发生心血管空气栓塞和因脑脊液丧失过快，大脑皮质塌陷而致幕上出血和积液、积气发生。有时小脑因牵拉伤术后发生小脑性共济失调。

（3）术后并发症。

1）术后偏瘫：多因损伤中央静脉所致，恢复多不完全。

2）昏迷：由大脑内静脉和大脑大静脉损伤所致，预后不佳。

3）脑积水：肿瘤切除后脑积水未解除，或由于术后脑组织肿胀导致梗阻性脑积水，需行分流手术，病情危重时急症行快速钻颅侧脑室体外引流术。

4）言语及书写困难：胼胝体切开所致，术中切开胼胝体不应过多，3～4cm 即可。对于大脑交叉优势患者应避免采用经胼胝体入路。

5）同向偏盲：因损伤视放射及视皮质所致。

6）下丘脑损害：表现为体温异常、意识障碍及应激性溃疡等，给予制酸药物及促醒药物，对症处理等。

7）脑室内积血：手术创面大，术中止血不彻底所致。术中严密止血，术后病情变化时应及时复查 CT，对症处理。

2.放疗与化疗

（1）化疗：松果体母细胞瘤对化疗敏感。长春新碱、卡铂、依托泊苷与环磷酰胺可用于放疗前的松果体母细胞瘤。

（2）放疗：尽管松果体肿瘤对放疗不是很敏感，但考虑到松果体部位肿瘤手术治疗有14%～37%的死亡率，放疗依然可被接受。然而，对于该种肿瘤标准放疗还没有统一意见。松果体母细胞瘤患者需给予头颅脊柱轴照射 30～35Gy（分 20 次），另加松果体区强化照射 20Gy（分 12 次）。另外，Y 刀对后残余肿瘤有较好效果。

七、预后

松果体母细胞瘤患者的预后较差。Jouvet 等根据松果体实质肿瘤的组织学特征将其预后分为 4 级：松果体细胞瘤为I级；光学显微镜下发生有丝分裂的细胞数量<6 个且神经丝免疫标记为阳性的松果体实质瘤为II级；光镜下发生有丝分裂的细胞数量≥6 个，或神经丝免

疫标记为阴性的松果体瘤为Ⅲ级；松果体母细胞瘤预后最差，为Ⅳ级。通过不同形式治疗的松果体母细胞瘤患者 1 年、3 年和 5 年的存活率分别为 88%、78%和 58%。

松果体细胞瘤：本病远期疗效不佳，1970 年以前，手术死亡率高达 30%～70%，病残率为 65%。随着显微外科手术技术的应用，手术死亡率和病残率目前已下降到 5%～10%，手术疗效明显改善，Schild 于 1993 年报道了对 18 例松果体细胞瘤患者的随访，5 年生存率高达 67%。

第三章　头痛

第一节　偏头痛

偏头痛是一种反复发作的血管性头痛，呈一侧或两侧搏动性头痛为主要特点，常伴恶心和呕吐。少数典型者发作前有视觉、感觉和运动等先兆，可有家族史。有研究表明，成年人偏头痛的患病率为 7.7%～18.7%。其中成年男性为 1%～19%，成年女性为 3%～29%。偏头痛的发作可与多种因素有关，包括各种理化因素的刺激、精神因素以及体内激素水平变化等。

一、病因及发病机理

偏头痛的发生可能与遗传、内分泌、代谢紊乱及饮食、精神、情绪、睡眠和气候变化等相关。其发病机理未明，目前有以下几种学说，但均不能解释偏头痛发生的全过程。

1.血管学说

该学说由 Wolff 等提出，将偏头痛发作分为 4 期：

①第 1 期，由于某些原因一侧颅内发生血管收缩，产生缺血的前兆症状。

②第 2 期，为血管扩张期，产生搏动性头痛。

③第 3 期，由于血管壁出现无菌性炎症，而变为持续性头痛。

④第 4 期，由于颅肌、颈肌的继发性收缩，出现收缩性头痛。在血管学说中血小板 5-羟色胺（5-HT）的释放增加、代谢耗竭起了十分重要的作用。

2.皮层扩散性抑制（CSD）

Leao 等认为偏头痛相伴随的脑血流变化，并不是血管本身因血中介质而产生收缩，而是通过神经系统为中介而产生的。

3.神经血管假说或神经血管联合学说（脑干-三叉神经-血管反射学说）

该学说认为脑干中缝核是 5-HT 受体高聚集区，脑干神经元功能紊乱，三叉神经元起始的疼痛可能通过一种强力血管扩张剂降钙素基因肽（CGRP）导致血管扩张产生头痛。

二、临床表现

1.有先兆的偏头痛

以往称为典型偏头痛，占全部偏头痛的 15%～18%。好发于青年女性，20%发生在 10 岁内，90%以上发生在 40 岁前。头痛前有以视觉症状为主的先兆，是此类偏头痛的主要特征。可表现为闪光、暗点、视物模糊、异彩或较复杂的视幻觉。均从中央区开始，逐渐向周边扩大，偶尔形成单眼全盲。先兆持续 10～40 min，然后迅速消失，下次发作可出现同侧或对侧。除视觉症状外，先兆也可表现为咽、喉、舌、唇或肢体的感觉异常，偶有偏瘫和失语，这些症状可与视觉先兆同时出现，也可单独发生。先兆之后出现头痛，多从眼眶深部或额颞部开始，逐渐加剧，波及一侧头部，少数可影响到双侧。头痛以搏动性为典型表现，也可出现钻痛、胀痛等。头痛剧烈，常影响患者的日常活动，上下楼梯或类似的活动均可使头痛加重，大多数偏头痛发作时伴有恶心、呕吐、流泪、畏光、恐惧响声等症状。多数患者每次头痛持续时间在 4～72 小时，睡眠可缓解。发作频率不等，50%以上每周发作少于 1 次，妊娠后 6～9 个月和绝经后头痛可自发性缓解。

2.无先兆的偏头痛

也称为普通偏头痛，比典型偏头痛常见，大多无先兆，头痛的性质和部位与典型偏头痛相似，头痛的持续时间稍长。

3.特殊类型的偏头痛

除头痛外，少数患者可有局限性神经系统损伤。其中常见的有下列几种：①眼肌麻痹性偏头痛。一般先有典型或普通型偏头痛，在发作性头痛消失后出现头痛侧的眼肌麻痹，受累神经主要为动眼或展神经，持续数日或数周后恢复。多次发作后部分患者的眼肌麻痹可经久不愈。②偏瘫型偏头痛。患者先有偏瘫或偏身感觉障碍，少数患者有失语，随后出现对侧或同侧的头痛。③基底动脉型偏头痛。先兆除出现视觉症状，如闪光、暗点、视物模糊或全盲外，还可出现眩晕、讷吃、双侧耳鸣、共济失调，部分患者可有意识模糊和跌倒。先兆后出现头痛。头痛主要发生在枕部，也有恶心、呕吐。④等位发作。有偏头痛病史，常有典型或普通型偏头痛发作，但有时头痛不明显，甚至全无头痛，而先兆症状突出，称为偏头痛等位发作，主要见于老年人。儿童表现为反复发作性腹痛、恶心、呕吐、腹泻，一般持续数小时。

4.儿童期周期性综合征

通常是偏头痛的先兆。可分为以下 3 类：

①周期性呕吐：反复阵发性的呕吐及严重恶心发作，于个别患者常有固定模式的发作。发作时常脸色苍白及嗜睡，于两次发作间症状完全消失。

②腹痛型偏头痛：发作性腹痛，持续 1～72 小时，发作间隙期正常，发作时可伴有恶心、呕吐和面色苍白。

③良性儿童期发作性眩晕：可能为异质性疾患，特征是在健康儿童反复发作无预警的短暂、阵发性眩晕，并会自行缓解。

三、诊断

反复发作的单侧或双侧头痛，具有搏动性，伴有恶心、呕吐、怕光、怕声，痛时日常活动受限，要考虑偏头痛的存在，如有家族史更支持诊断。2004 年国际头痛学会编制了各种头痛的诊断标准。

1.无先兆偏头痛的诊断标准

（1）符合下述（2）～（4）项，发作至少 5 次。

（2）头痛发作（未经治疗或治疗无效），每次发作持续 4～72 小时。

（3）具有以下特征至少 2 项：①单侧性。②搏动性。③程度中度到重度。④日常活动（如行走、爬楼梯等）后头痛加重或不敢活动。

（4）发作期间有下列之一：①恶心和呕吐。②畏光和畏声。

（5）排除其他疾病引起，以下至少 1 项：①病史和体格检查提示，无器质性和其他系统代谢性疾病证据。②或经相关检查已排除。③或虽有某种器质性疾病，但偏头痛初次发作与该病无密切关系。

2.有先兆偏头痛的诊断标准

（1）符合下述（2）～（4）项，发作至少2次。

（2）先兆包括下列至少1项，但无运动障碍：①完全可逆性的视觉症状包括阳性症状（如闪光、暗点或折线）和/或阴性症状（如视野缺损）。②完全可逆性的感觉症状包括阳性特征（如针刺感）和/或阴性特征（如麻木感）。③完全可逆性的言语困难。

（3）包括下列至少2项：①同侧的视觉症状和/或单侧感觉症状。②至少一种先兆持续≥5 min和/或不同的先兆连续出现，间隔≥5 min。③每种先兆症状持续≥5 min，≤60 min。

（4）先兆症状后60 min内出现符合无先兆偏头痛标准的2～4项的头痛症状（头痛也可与先兆症状同时发生）。

（5）排除其他疾病引起，以下至少1项：①病史和体格检查不提示有器质性疾病的证据。②病史和体格检查提示有某种器质性疾病的可能性，但经相关的实验室检查已排除。③虽然有某种器质性疾病，但偏头痛的初次发作与该病无密切联系。

3.基底动脉型偏头痛的诊断标准

（1）至少2次发作，符合下述（2）～（4）项。

（2）有完全可逆性的下列先兆症状至少2个（非运动障碍）：①构音困难。②眩晕。③耳鸣。④听力下降。⑤复视。⑥两眼颞侧和鼻侧的视觉症状。⑦共济失调。⑧意识水平降低。⑨双侧感觉异常。

（3）至少有下列1项：①至少一种先兆持续≥5 min和/或不同的先兆连续出现，间隔≥5 min。②每种先兆症状持续≥5 min，≤60 min。

（4）先兆症状后60 min内出现符合无先兆偏头痛标准的（2）～（4）项的头痛症状（头痛也可与先兆症状同时发生）。

（5）排除其他疾病引起。

4.偏瘫型偏头痛

可分为家族性和散发性，两者的诊断标准不同在于第4项。

（1）至少 2 次发作，符合（2）～（3）项。

（2）先兆除包括完全可逆性的运动障碍外，至少应有以下 1 项：①完全可逆性的视觉症状包括阳性症状（如闪光、暗点或折线）和/或阴性症状（如视野缺损）。②完全可逆性的感觉症状包括阳性特征（如针刺感）和/或阴性特征（如麻木感）。③完全可逆性的言语困难。

（3）包括下列至少 2 项：①至少一种先兆持续≥5 min 和/或不同的先兆连续出现，间隔≥5 min，②每种先兆症状持续≥5 min，≤60 min。③先兆症状后 50 min 内出现符合无先兆偏头痛标准（2）～（4）项的头痛症状（头痛也可与先兆症状同时发生）。

（4）最少有 1 个一级或二级亲属符合上述标准的为家族性；一级或二级亲属中无类似病患者为散发性。

（5）排除其他疾病引起。

5.儿童周期性综合征的诊断标准

（1）周期性呕吐多见于 2 岁以下儿童，其诊断标准为：①至少 5 次发作符合标准②和③。②周期性发作，个别患儿呈刻板性，严重恶心和呕吐持续 1 小时～5 天。③发作期呕吐至少 4 次/小时，或至少 1 小时。④发作间期症状完全缓解。⑤排除其他疾病引起。

（2）腹痛型偏头痛的诊断标准：①至少 5 次发作符合标准②～④。②腹痛持续 1～72 小时（未经治疗或治疗无效）。③腹痛具有以下所有特点：位于中线、脐周或难以定位，性质为钝痛或微痛，程度中度或重度。④腹痛期至少有以下 2 项：食欲减退，恶心，呕吐，苍白。⑤排除其他疾病引起。

（3）良性儿童期发作性眩晕：①至少 5 次发作符合标准②。②多数为重度眩晕，发作前没有先兆，数分钟至数小时内自行缓解（常伴有眼球震颤和呕吐；部分发作伴有单侧搏动性头痛）。③发作间期神经系统检查、听力测试和前庭功能检查正常。④脑电图正常。

6.视网膜型偏头痛的诊断标准

（1）至少 2 次发作符合（2）～（3）项。

（2）单眼阳性和/或阴性症状（如闪光、暗点或失明），发作期检查或通过患者自己画单眼视野缺损图（适当指导后）证实该症状为完全可逆性的。

（3）视觉症状后 60 min 内出现符合无先兆偏头痛标准的 2～4 项的头痛症状（头痛也可与视觉症状同时发生）。

（4）排除其他疾病引起。

7.偏头痛状态的诊断标准

（1）无先兆偏头痛患者该次发作的症状除了持续时间不同外，与以往发作性质相同。

（2）头痛具有以下两个特点：①不间断的头痛持续＞72 小时。②程度为重度。

（3）排除其他疾病引起。

四、鉴别诊断

1.丛集性头痛

男性多于女性，头痛以反复、密集性的发作为特征，呈周期性头痛，疼痛部位多位于一侧眼眶或球后、额颞部，为尖锐剧痛，痛处皮肤发红、发热，痛侧常有结合膜充血、流泪、流涕，也可出现 Horner 征，不伴有恶心、呕吐。喝酒、服用血管扩张剂以及精神过度紧张可诱发。

2.紧张性头痛

以往称为肌收缩性头痛、神经性头痛、功能性头痛，是慢性头痛中最常见的一种。头痛可呈发作性或持续性，部位多在双颞侧、额、顶、枕部和（或）全头部，可扩散到颈、肩、背部。头痛性质呈压迫、束带感、麻木、胀痛和钝痛，可伴焦虑、失眠，很少伴恶心、呕吐、畏光和畏声等。头痛在紧张、烦躁和失眠时加重，体检时无阳性体征。

3.蛛网膜下腔出血

突然起病、剧烈头痛，尤其是伴有恶心、呕吐、短暂性意识丧失的椎-基底动脉型偏头痛，要与蛛网膜下腔出血鉴别。后者的失痛多为持续性，常有脑膜刺激征，很少反复发作，睡眠不缓解是二者的鉴别要点，如腰穿发现有血性脑脊液或头颅 CT 扫描发现蛛网膜下腔有高密度影，则支持蛛网膜下腔出血的诊断。

4.高血压脑病

高血压脑病引起的头痛与偏头痛相似，也可突然起病，出现剧烈头痛，伴有恶心、呕吐，个别患者有不同程度的意识障碍，测血压有助于诊断。

5.癫痫

癫痫头痛程度较轻，且多在发作前后出现，偏头痛则以偏侧或双侧剧烈搏动性头痛为主要症状；癫痫患者头痛时脑电图可有癫痫波出现，而偏头痛患者很少出现；两者均可出现视幻觉，癫痫的视幻觉复杂，形象模糊，偏头痛患者则以闪光、暗点、视物模糊为主要特征；癫痫患者多有突然发生很快终止的意识障碍，而偏头痛患者则多无意识障碍，但需注意偏头痛和癫痫可以并存。

五、治疗

（一）治疗原则

医生在选择药物的过程中应该与患者及家属共同探讨。对于大多数患者（急性除外）需要行抑制发展性治疗；在考虑预防性治疗之前，应选择抑制发展性治疗。对于预防性治疗仍有偏头痛发作的患者，治疗的重点应放在药物控制发作上。在不同的患者之间，发作的严重程度、伴随症状、致残性、对社会活动的影响均不同；偏头痛抑制发展性药物的疗效也各异，因此要根据每个患者的具体情况"量体裁定"，这个原则也适用于预防性治疗。

（二）治疗计划

1.急性偏头痛发作的治疗

医师首先必须明确诊断，特异性药物如麦角胺、曲坦类药物只对偏头痛发作有效，而对紧张性头痛发作无效。因此，医师应该认识到：患者偏头痛发作间期的头痛一般是紧张性头痛，否则容易出现抗偏头痛药物过量。医师应该弄清哪些是偏头痛，哪些不是偏头痛。应该让患者检查及头痛日记，以便于查阅详细的病史情况；还应与患者进行沟通，以明确患者能否区分偏头痛和其他类型的头痛。患者应注意，只有当偏头痛发作时，才使用抗偏头痛药物。

（1）药物的选择：应根据偏头痛发作的特点；在同一患者，不是所有的发作都用同一种药物，轻度及部分中度发作可用阿司匹林、非甾体类抗炎药物治疗，最好联合促进吸收的药物，如甲氧氯普胺。若发作严重，使用 5-羟色胺 1B 和 1D 增效剂麦角胺、二氢麦角胺、舒马曲坦、佐米曲坦、那拉曲坦、利扎曲坦；若不能肯定头痛是否发展成偏头痛发作，应进行分期治疗，先用普通药，如阿司匹林、对乙酰氨基酚、非甾体类抗炎药。当偏头痛发作很剧烈时，最好用特异性抗偏头痛药物。当短期先兆（≤30 min）临近时，应使用针对中枢神经系统的药物，如麦角胺或曲坦类药物。部分有先兆期的患者也需分期治疗，先使用阿司匹林，直到明确其头痛是否轻微。

（2）伴随症状：偏头痛伴随症状如恶心、呕吐，可以和头痛一样严重。由于胃肠淤滞，使口服药物吸收延迟，因此，治疗开始时就应用止吐药和胃肠动力药物，如甲氧氯普胺，以改善胃肠蠕动，从而促进药物快速、更完全地吸收。大多数曲坦类药物可减轻恶心、呕吐，而抗偏头痛药物可缓解畏光症状。大多数药物都有胃肠外用药剂型，但疗效有很大差别。

（3）既往用药效果：应注意既往用药的疗效和不良反应。既往无效的药物需要重新调换；应明确患者既往是否分期治疗。药物的不良反应，如服用麦角胺后呕吐，可能是因为剂量过高。所有的药物都有不良反应，因此，医师应认真对患者进行讲解。

（4）禁忌证：既往病史或危险因素如缺血性心脏病或心血管疾病的个人、家族史，高血压未控制以及妊娠禁用麦角胺和曲坦类药物。一些医师认为：所有 5-HT 1B/1D 增效剂都应对血管性疾病患者慎用。阿司匹林和非甾体类抗炎药禁用于胃溃疡和出血性疾病患者。

（5）药物剂量：抗偏头痛药物的吸收程度（尤其是麦角胺）存在个体差异，首次用药应小剂量，根据对发作的治疗情况（剧烈程度、发作频率）逐渐加量。安全、有效的最大剂量应使用在发作初始。

（6）给药方法：根据发作的特点和治疗时的状态，选择合理的用药方法，若呕吐不能口服，可改用皮下注射、栓剂、鼻吸等。若患者情况不好，必须尽快控制发作时间；最好选用胃肠道外用药。

2.预防性治疗

（1）何时应用：偏头痛发作的预防性用药治疗需要医患双方认真探讨。偏头痛可在健康人群中发生，药物有不良反应，药物花费也是不小的开支。因此，预防性用药需要在以下情况时考虑：发作频率每日>2~3次；剧烈发作，妨碍了正常活动；心理上不能承受发作；抑制发展性治疗失败或不良反应严重。对于想要生育的患者，不采用预防性治疗。预防治疗前，育龄妇女要节育，尽量避免使用甾体类药物。注意预防，应采用单一用药治疗，因为还未有令人信服的临床研究证实联合治疗的效果，并且联合治疗可能会增加不良反应，药物之间的相互作用还不清楚。

患者应坚持记头痛日记至少1个月，预防性治疗前就能够清楚地知道疾病的特点和存在的问题。一些患者在频繁偏头痛发作的间期也有头痛药物使用过量或滥用，这些均可从日记中发现，而这些情况必须在实施预防性治疗前妥善处理。在预防性治疗期间，患者应坚持简单的头痛情况日记，记录头痛治疗的疗效；然而，常会带来患者依从性问题。患者根据头痛的剧烈程度、发作频率和药物的不良反应情况，每2~3个月，随诊复查1次。

（2）治疗时间：偏头痛发作的频率随时间会有变化，常不能肯定何时开始恢复，是药物作用还是疾病自然消退。应注意，当生活状况发生了巨大变化时，其本身会促进偏头痛发作频率的消退。即使预防性治疗很成功，也须在6~12个月后逐渐撤药。

（3）选择的药物：预防偏头痛的常见药物禁忌证：β-受体阻滞药是哮喘、心动过缓；非甾体类抗炎药是胃溃疡；苯噻啶、三环类抑郁药、丙戊酸钠是病性肥胖；氟桂利嗪是抑郁。

不良反应常会限制偏头痛药物的日常使用。应告诉患者常见的药物不良反应。让患者参与决定何时使用预防性治疗药物很重要。

医师应该查用药剂量、疗程。一些患者由于过量使用症状性药物，导致预防性药物治疗不成功。在这种情况下，不应视为预防治疗无效。

①药物剂量：偏头痛预防性药物治疗的生物活性差异很大，如普萘洛尔波动可相差10倍。因此，目前尚无偏头痛预防性药物的标准推荐剂量。一般地，药物的水平不是从血液

或尿液中测量，因此对药物水平的检测缺乏说服性。治疗应从小剂量开始，根据疗效和不良反应情况每隔 2～4 周逐步增加。

②药物交叉反应：同时使用预防性和抑制发展性药物治疗可产生药物交叉反应。例如，NSAIDs 可治疗急性发作，若此类药物同时用于预防，将可增加胃肠道应激和出血的危险。镁西麦角联合麦角类或曲坦类药物，会增加血管收缩并发症。医生在用药时，必须检查药物相互作用情况。

③妊娠用药：有关妊娠期抗偏头痛药物治疗的资料很少。治疗发作，可考虑对乙酰氨基酚。对于顽固性剧烈偏头痛可住院输液治疗。偏头痛的预防也是类似的原则。是否预防性用药应与产科专家共同探讨。

3.治疗方案的选择

（1）非甾体类抗炎药：非甾体类抗炎药治疗偏头痛的机制目前尚未完全清楚，可能的机制有：阻止前列腺素涉及神经性炎症反应，如血浆外渗；止痛作用，尤其对脑干三叉神经和抗伤害感受系统有特效。在对偏头痛的治疗中，药动学的重要参数之一是吸收速度。这类药口服吸收良好，血浆浓度高峰时间不到 2 小时。阿司匹林也吸收很快，血浆浓度高峰时间不到半小时，并很快代谢成水杨酸。由于对于偏头痛发作，口服药的吸收速度较慢，NSAIDs 常联合促进胃动力止吐药使用，如甲氧氯普胺。阿司匹林和对乙酰氨基酸是最常使用的药物。对于无效的患者可联用甲氧氯普胺 10 mg 口服，或高溶性阿司匹林加甲氧氯普胺；也可增大药物剂量，使药物在开始初期就显效。若仍无效，可分别尝试非甾体类抗炎药＋甲氧氯普胺、曲坦类药物，麦角胺。但 NSAIDs 联合曲坦类药物的相对疗效尚有争议。

非甾体类抗炎药可用于麦角胺滥用患者的撤药期，也可用于曲坦类药物滥用的撤药期。在急诊室，二氯芬肌酸注射效果较好。非甾体类抗炎药的不良反应有：胃痛、腹泻。禁忌证有：对阿司匹林或非甾体类抗炎药过敏、胃溃疡、口服抗凝药治疗。

（2）麦角碱类：麦角胺于 1918 年从麦角中分离出来，是一种碱性化合物，具有抗交感活性，1926 年用于偏头痛的治疗。1938 年，有人指出，麦角胺可收缩颅外血管。1945 年，二氢麦角胺由于更有力的抗交感作用，被用于偏头痛的治疗。麦角碱可与多种受体相互作用，麦角胺和二氢麦角胺与 5-羟色胺、多巴胺、去甲肾上腺素受体均有亲和力。目前一般认为麦角碱治疗偏头痛主要是其收缩血管作用。

（3）麦角胺：麦角胺在一些国家仍广泛用于治疗剧烈偏头痛发作。在合理使用下，安全、有效。在一些国家，麦角胺和曲坦类药物是治疗偏头痛剧烈发作的首选药。

按疗效、不良反应逐渐增高的顺序排列，麦角胺给药途径有：舌下和口服片剂、吸入、栓剂、静脉。除胃肠道外用药外，患者之间的生物活性差异很大，没有标准剂量，需要根据患者的具体情况裁定。安全用药的方式是：先从小剂量开始，根据疗效和不良反应情况逐渐增加，最后达到最佳剂量。严重的不良反应，如心绞痛、间歇性跛行，应停用本药（无论剂量怎样）。在临床实践中，口服或直肠用药后，呕吐患者占 10%～20%。频繁呕吐常会影响本药的使用。麦角胺可直接作用于延髓化学感受器诱发区。麦角胺在有效剂量下引起的呕吐可同时加用甲氧氯普胺对症治疗。若患者感到头痛进一步进展，应立即调整用药剂量。建议麦角胺不要分次给药。

对于口服的麦角胺，可给予舌下片剂或普通片剂。推荐开始剂量为 2 mg，最大剂量为 6 mg。对于片剂，1 mg 酒石酸麦角胺联合 100 mg 咖啡因，以增加麦角胺的吸收。对于直肠用药，推荐初始剂量为 1 mg（半枚栓剂），最大剂量为 4 mg（2 枚栓剂）。直肠用药可能最有效，常用来治疗伴有严重恶心、呕吐的发作。麦角胺也可皮下注射或肌内注射，初始剂量为 0.25 mg，最大剂量 0.5 mg。注射用药由于不良反应较大，尤其易呕吐，因而不常用。

麦角胺一次治疗剂量的血管收缩作用较为长久（至少 24 小时）。麦角胺不必每日给药，因为会导致慢性血管收缩或依赖性。理想情况下，患者每日用药不应超过 2 次。对于先兆持续超过 30 min 的患者，应避免使用麦角胺治疗。

麦角胺单次用药后的不良反应有恶心、呕吐、腹部不适、肢端感觉异常、腿抽筋。长期每日服用，会产生不良反应，包括血管性痉挛引起的症状（如间歇性跛行）和麦角胺诱发的头痛。

明显的麦角胺中毒虽然少见，但应及早大力治疗，使用直接扩张血管药至少维持 24 小时。即使未发现坏疽前症状（如发绀），若患者有肢体疼痛，也应立即治疗，以免发生缺血性神经障碍。若血管扩张治疗无效、有坏疽的可能，应球囊导管血管内扩张。另外，也可考虑静滴前列腺素。

缺血性心脏病患者，麦角胺治疗会引起变异性心绞痛、心肌梗死、心搏骤停，甚至猝死。麦角胺也会引起脑血管痉挛。麦角胺还会引起营养血管收缩，而导致腓神经麻痹。神经生理研究证实，长期使用麦角胺后会出现外周神经障碍和脊髓背侧柱损害的体征。由于美西麦角也有收缩血管的作用，联合用药时，应用单用有效剂量的一半。联合β-受体阻滞药时也应慎用。曲坦类药物有轻微的收缩外周血管的作用，和麦角胺联用时要小心。

（4）二氢麦角胺：二氢麦角胺可皮下、肌内注射（1 mg）和静脉注射（0.5～1 mg）治疗剧烈的偏头痛发作。剂量主要根据临床经验，胃肠外最大剂量推荐为 3 mg/d。二氢麦角胺吸入的推荐剂量为 1 mg（单鼻孔-口气吸入）。若有必要，15 min 后可重复 1 mg 吸入。

不良反应：对于胃肠外二氢麦角胺，最大不良反应是恶心，推荐静脉用药时合用甲氧氯普胺。经鼻吸入的不良反应有：一过性鼻充血、恶心、喉头不适。

禁忌证：包括对麦角碱过敏及妊娠、冠心病患者，高血压没有控制者。

（5）曲坦类药物：曲坦类药物是新型的 5-羟色胺化合物受体增效剂。曲坦类药物治疗偏头痛的主要机制在于扩张颅外的血管。另外，曲坦类药物可减少神经肽类物质的释放和血浆蛋白从硬膜血管外渗，抑制在三叉神经血管系统中的神经冲动传入。但曲坦类对于神经受体的作用，还有待于进一步研究。目前，临床上使用的曲坦类药物主要有舒马曲坦、佐米曲坦、那拉曲坦、利扎曲坦。近年来，药物的不良反应，特别是曲坦类药物对心血管的作用，一直备受人们关注。有人认为，不必过于夸大其不良反应，毕竟合并心血管疾患的偏头痛患者只占少数。当然，若患者合并有缺血性心脏病，就不能使用曲坦类药物。

由于部分偏头痛患者还合并有抑郁、焦虑等病症，对这些患者还需要进行心理治疗。而通常会选择血清素重摄取抑制剂（SSRIs）。但舒马曲坦和 SSRIs 合用后，少数患者会出现血清素综合征，因此对于使用 SSRIs 治疗的患者，曲坦类药物应慎用。而对于使用单胺氧化酶抑制剂（MAO）的患者，曲坦类药物属于禁忌。

典型的"曲坦"综合征主要为胸部症状（主要是发紧、压迫感，文献报道为 40%）。

当症状出现时，患者经常很惊慌。因此，需要事先向患者说明这是良性表现。然而，若胸部症状持续、剧烈，可考虑给药物对症治疗。镇静症状对于开车和从事精细复杂活动的患者尤应注意。

大多数患者选择口服用药。然而，当出现恶心、呕吐时，会延误药物的吸收，有时甚至将药吐出，此时，皮下注射可能是最佳的选择。

（6）星状神经节阻滞：星状神经节阻滞治疗偏头痛是一种非常有效的方法。通常阻滞2～4次即可达到满意的效果。个别患者可达到治愈的程度。常选用 1%利多卡因阻滞患侧的星状神经节。

（7）偏头痛的预防用药。

①β-受体阻滞药：不良反应一般为 10%～15%，最常见的是疲乏、肢端发冷，胃肠道症状和头晕、多梦、梦魇、失眠、抑郁、记忆障碍。阳痿相对罕见。禁忌证有：哮喘、慢性阻塞性肺气肿、充血性心力衰竭、部分或完全性房室传导阻滞、外周血管病、脆弱性糖尿病。在麦角胺滥用的患者中慎用，因为会诱发麦角胺中毒。

②抗血清素药物。

a.美西麦角：预防偏头痛的剂量是 3～6 mg/d，分 3 次。为减小剂量，由 1 mg/d 逐渐递增（每 3 天增加 1 mg）。由于会导致后腹膜纤维化，不能长期使用，服用 6 个月后，间隔2 个月，再重新开始服用。撤药时，逐渐减量，1 周后停用，以免头痛反弹。由于美西麦角的不良反应较大，通常用于其他预防药物无效的严重病例。

不良反应：恶心、呕吐、消化不良、头晕、镇静、抑郁，长期服用会导致后腹膜纤维化、心瓣膜病、胸膜纤维化。

禁忌证：包括心血管疾病、严重高血压、血栓性静脉炎、胃溃疡、妊娠、家族性纤维疾病（如肺病、胶原病）。

由于美西麦角有收缩血管的作用，所以在治疗偏头痛时，麦角胺用常量的一半。

b.苯噻啶：用于预防偏头痛的剂量一般为 1.5 mg/d（0.5 mg，每日 3 次或晚上 1 次口服，以减少镇静并发症）。剂量逐渐递增，从 0.5 mg 开始，每 3 天增加 0.5 mg，直到 1.5 mg/d。

在顽固性病例，可增加到 3～4.5 mg/d，分 3 次口服。不良反应：容易饿、体重增加、镇静。禁忌证：肥胖。用药后，患者不要开车和操纵机器。

c.麦角乙脲：用于预防偏头痛的剂量为 0.025 mg，每日 3 次。禁忌证：外周血管疾病、冠心病、精神病。

③钙拮抗药。

a.维拉帕米：当其他药物无效时，可考虑维拉帕米预防偏头痛。理想剂量是：240～320 mg/d，80 mg/次口服。若有可能，也可使用长效剂型。不良反应：便秘、低血压、房室传导阻滞、水肿、头痛、恶心。禁忌证：心动过缓，房室传导阻滞，病窦综合征，正在服用β-受体阻滞剂。

b.氟桂利嗪：若预防偏头痛的首选药物β-受体阻滞剂无效或禁忌时，可考虑用氟桂利嗪。标准剂量是：10 mg/d，每天 1 次；若有不良反应，可 5 mg/d。氟桂利嗪可持续使用 2 个月。儿童的剂量为 5 mg/d。不良反应：镇静、体重增加、抑郁、锥体外系症状（帕金森病）。禁忌证：妊娠、帕金森病、既往抑郁或情绪改变、一级亲属有抑郁病史。

④抗癫痫药：若预防偏头痛的首选药物β-受体阻滞剂无效或禁忌时，可考虑用丙戊酸钠，但剂量小于抗癫痫用量。初始治疗为 500 mg/d，根据疗效和不良反应逐渐增加剂量。当丙戊酸钠的血药浓度未达到抗癫痫剂量前，不能认为是无效。不良反应：胃肠道反应最常见，此外还有体重增加、脱发、震颤、急性重型肝炎。禁忌证：血小板减少、肝脏疾病、妊娠。

第二节 紧张性头痛

一、概述

紧张性头痛（TTH）是指没有明显的病因、缺乏偏头痛或丛集性头痛特征的慢性头痛，在国际分类中紧张性头痛为最常见的头痛之一，曾被称为肌收缩性头痛、原发性头痛、精神性头痛、应激性头痛、精神肌紧张性头痛等。

紧张性头痛可能与颅周肌肉特别是颈项枕部肌肉持续性收缩或缺血，细胞内外钾离子转运障碍，CNS 内单胺能系统慢性或间断性功能障碍及精神、情绪、应激与心理因素等相关。

二、临床表现

好发于 20 岁以后，女性多见。缓慢起病，逐渐加重，头痛的部位以两颞部和（或）额部、后枕部为主，偶可为一侧，个别患者表现为全头痛。胀痛、钝痛、非搏动性疼痛为多，持续性。疼痛的程度较轻，一般不影响患者的日常生活。常伴有失眠、焦虑、抑郁表现，一般无恶心、呕吐，也无明显的视觉症状，患者就医积极。

1.反复性紧张性头痛

（1）疼痛的特点：通常为钝痛或非搏动性痛，描述为紧压感、压迫感、紧箍感；也有描述为束带感或头沉。搏动性头痛很少发生，紧张性头痛最常见的头痛性质为非搏动性和压迫感。根据发作的频度可分为少发反复性和频发反复性 2 种。

（2）疼痛的严重程度：根据 IHS 诊断标准，紧张性头痛的典型疼痛是轻至中度，且轻、中度疼痛的患者占 87%～99%。紧张性疼痛的严重程度随发作频率的增加而加重。

（3）头痛部位：典型的患者表现为双侧头痛，且疼痛的严重程度与疼痛的部位改变有关。紧张性疼痛发生的频率，脑各部位不同，顺序为枕部、顶部、颞部、额部。少数情况下，紧张性疼痛表现为单侧头痛。严格来讲，单侧头痛的发生率 4%～12.5%，不过，头痛不总是发生在同侧。

（4）伴随症状：恶心和呕吐不包括在 IHS 的诊断标准中，出现恶心和呕吐，通常可以排除发作性紧张性头痛。但是，有些发作性紧张性头痛的患者发作时伴有轻度至中度的食欲减退，因此鉴别恶心和食欲减退很重要。畏光和畏声可以出现，但不包括在 IHS 的诊断标准中。有时可伴有颅周触压痛，根据是否伴有颅周触压痛上述两种分类可各再分为 2 种亚型。伴随症状可以描述为出现或不出现。

（5）与睡眠的关系：到目前为止发现与睡眠障碍有一定相关性。

2.慢性紧张性头痛

除了发作频率外，慢性紧张性头痛与反复性紧张性头痛在临床特征上相似，IHS 分类委员会区分二者的原因是二者在处置上有所不同。慢性紧张性头痛通常是由于药物滥用或过量所致，且疼痛严重，伴随症状较多，而受日常生活琐事及紧张影响较小。

（1）临床特征：典型的慢性紧张性头痛患者多为中年发病，男女均有发病，一般有10～20年的头痛病史，经常有每日头痛。多数病例与偏头痛共存，家族聚集性也多见。多数患者在青春期表现为发作性紧张性头痛或无先兆性偏头痛，以后发作频率逐渐增加，经过若干年后演变为慢性型。

（2）疼痛特点：疼痛为压迫性、紧缩性、胀满感，针刺样疼痛不多见。患者经常描述类似帽子紧箍感，头沉重。最近研究表明，压迫性头痛占83%，72%～95%的患者几乎每天都有紧张性头痛发作。

（3）疼痛部位：双侧头痛为主，有研究表明双侧头痛者占88%。不同患者，疼痛部位变化很大，通常枕部、颞部、额颞部疼痛共占66%，而枕部头痛仅占25%。

（4）疼痛的严重程度：根据IHS分类委员会的诊断标准，疼痛通常是轻度至中度。有资料表明，慢性紧张性头痛轻度头痛占16%，中度头痛占78%，另有4%呈严重头痛。

（5）伴随症状：患者可出现畏光或畏声，发生频率为32%；也可出现恶心，发生率为25%。

三、诊断

紧张性头痛的诊断主要依据患者的临床表现，但需要排除颅内和颈项部器质性病变，如外伤、肿瘤、炎症、退行性病变等。2004年IHS对紧张性头痛的诊断标准做了明确的规定。

1.少发反复性紧张性头痛

（1）发作频率每月不满1日（每年不满12日），共发作10次以上。

（2）头痛持续30 min至7日。

（3）至少具有下列特征中2项：①两侧性。②性质为压迫感或紧缩感（非搏动性）。③强度为轻度-中度。④不因步行、上下楼梯等日常活动而加重。

（4）满足以下2项：①无恶心或呕吐，有时可有食欲缺乏。②至多有畏光、畏声（光、声音过敏）中的 1 项。

（5）除外其他疾病引起。

2.频发反复性紧张性头痛

（1）发作频率每月超过 1 日，不足 15 日（每年超过 12 日，但不满 180 日），共发作 10 次以上。

（2）头痛持续 30 min 至 7d。

（3）至少具有下列特征中 2 项：①两侧性。②性质为压迫感或紧缩感（非搏动性）。③强度为轻度-中度。④不因步行、上下楼梯等日常活动而加重。

（4）满足以下 2 项中的 1 项：①无恶心或呕吐，有时可有食欲不振。②至多有畏光、畏声（光、声音过敏）中的 1 项。

（5）除外其他疾病引起。

3.慢性紧张性头痛

（1）发作频率每月超过 15 日，每年超过 3 个月发作（每年超过 180 日）。

（2）头痛持续数小时或长时间持续不间断。

（3）至少具有下列特征中 2 项：①两侧性。②性质为压迫感或紧缩感（非搏动性）。③强度为轻度-中度。④不因步行、上下楼梯等日常活动而加重。

（4）满足以下 2 项中的 1 项：①无呕吐，可有轻度恶心，无中度到重度恶心。②至多有畏光、畏声（光、声音过敏）中的 1 项。

（5）除外其他疾病引起。

注：如果头痛满足"慢性紧张性头痛"的诊断标准，患者能清楚地回忆，首次发作在 3 天内持续不间断，则应诊断为"新发持续性每日头痛"；如果患者不能回忆起病的方式或不能确定，则诊断为"慢性紧张性头痛"。

4.伴颅周触压痛的紧张性头痛

（1）符合上述紧张性头痛的诊断标准。

（2）至少符合下述其中 1 项：①触诊或压痛计检查颅周肌肉有压痛。②肌电图检查发现有颅周肌电活动增高。

5.不伴颅周触压痛的紧张性头痛

（1）符合上述紧张性头痛的诊断标准。

（2）至少符合下述其中的 1 项：①触诊或压痛计检查颅周肌肉无压痛。②肌电图检查无异常。

四、鉴别诊断

1.良性颅内压增高（假性脑瘤）

有时与慢性紧张性头痛相似，前者有高颅压症状，如视神经盘水肿，多见于年轻人、肥胖女性，可以出现恶心、呕吐、眼眶痛、复视、视野缺失等，腰椎穿刺显示颅内压增高，CSF 蛋白和细胞正常，可以鉴别。

2.无先兆性偏头痛

发作性紧张性偏头痛有时与无先兆性偏头痛难以鉴别，发作性紧张性偏头痛也可以有搏动性头痛（18%）、恶心和呕吐（4%）、单侧头痛（10%）、畏光（11%）、日常活动头痛加重（28%），因此，有些学者已经假设紧张性头痛和偏头痛可能是一个连续统一体，而不是一个可以区分的疾病实体，但目前的研究并没有证实这种说法。我们必须记住，紧张性头痛和偏头痛经常共存，合并有偏头痛的紧张性头痛患者头痛发作程度更严重，发作频率更高。

3.其他

环枕区疾病、鼻咽癌、头痛型癫痫、颅内感染、脑瘤、口-下颌功能障碍（OMD）有时与慢性紧张性头痛临床上相似，需注意进行鉴别。

五、治疗

1.一般疗法

有特殊原因引起的 TTH 应以病因治疗为主，如药物滥用者应戒除对药物的依赖；躯体性疾病导致的 TTH 发作应治疗躯体疾病；精神因素所致的头痛应向心理医生咨询，以求解脱；由于头颈、肩项部姿势不良引起的头痛，应矫正不良姿势等。

2.心理疗法

适合于药物滥用或过量、合并精神病、儿童和青少年的 TTH 患者。常用的方法有：EMG 生物反馈训练，可以帮助患者学习控制紧张情绪，每日进行 30 min；松弛训练法，包括渐进性松弛训练（PRT）和自然训练，被动地对精神和躯体进行调节；此外，还有认知行为疗法等。

3.物理疗法

药物滥用或过量所致的头痛，应逐渐停药或立即停药，同时给予物理疗法，包括经皮神经电刺激、按摩、放松等。放松要掌握一定的技巧，首先在避光的环境里采取舒适的斜躺姿势开始训练；然后坐在周围环境不太安静的地方进行训练；最后是必须每天坚持练习。

另外，以家庭为基础的训练程序有时甚至超过临床治疗效果。下面这套程序对缓解 TTH 会有很大帮助：①坐在椅子上，背靠紧，双手放在膝盖上，双脚放在地板上。②头靠着墙。③肩放低。④放松下颌，上下齿间留有间隙。⑤闭眼，平静而有节律地呼吸。⑥从头到脚感觉全身在放松。⑦每次吸气时，选择一个线索词，如"放松"。⑧30 s 后，睁开眼睛，深呼吸，结束。

4.治疗

口-下颌功能障碍（OMD）可采用非手术治疗，连续咬合夹板训练；也可以对颞-下颌关节进行选择性手术。

5.TTH 的急性期药物治疗

（1）单纯止痛药：

①阿司匹林：是 TTH 急性期的常用药物，临床研究中常用 650 mg 作为标准剂量。欧美人推荐剂量为首次 975 mg（3 片），1～2 小时后，复给 975 mg。

②对乙酰氨基酚：临床效果与阿司匹林相似，单独应用，效果不如非甾体抗炎药物疗效好。推荐剂量为 1 000 mg，1～2 小时后复给 1 000 mg。

（2）非甾体抗炎药（NSAIDs）：

①布洛芬：一般可用 400 mg 或 800 mg，当服用 200 mg 时，疗效优于阿司匹林 500 mg；推荐 TTH 急性期首选布洛芬，首次剂量 800 mg，1～2 小时后复给 400 mg。

②萘普生：可以缓解各种头痛，维持时间长，早期应用效果好。推荐首次剂量为 825 mg，1～2 小时后复给 275 mg。

（3）肌肉松弛药：周围性肌肉松弛药本身对急性 TTH 无明显疗效，中枢性肌肉松弛药对预防慢性紧张性头痛有一定作用。目前治疗急性期紧张性头痛首选盐酸乙哌立松（妙纳），50 mg，每日 3 次，疗程 2～3 周。

（4）5-HT 受体激动药：英明格对慢性紧张性头痛有效，而对发作性紧张性头痛无效，此方面的研究尚不确定，还需要深入研究。

6.TTH 的预防性药物治疗

（1）抗抑郁药物：①三环类抗抑郁药，如阿米替林、氯米帕明（氯丙咪嗪）等，与β-受体阻滞药合用可增强其疗效。②SSRI 类抗抑郁药，如百忧解、舍曲林、帕罗西汀等，此类药物疗效好，不良反应少。

（2）肌肉松弛药：有 50%～60%的 TTH 患者与颅周肌肉障碍有关，使用肌松药可以得到缓解。常用的肌松药有：中枢性肌松药巴氯芬（如氯苯氨丁酸）、地西泮（安定）、替托尼定、盐酸环苯扎林等。周围性肌松药，如丹曲林等。

六、预后

紧张性头痛的临床过程不同，预后也不一样。频繁发作的发作性紧张性头痛经过若干年后，可能会演变为慢性紧张性头痛。影响紧张性头痛预后的因素主要有以下几个方面：

1.紧张性头痛的严重程度

由于紧张性头痛、偏头痛和药物诱导的头痛临床上经常共存，所以重型紧张性头痛较轻型紧张性头痛转变为偏头痛的危险性是否会增高，仍存在争议。

2.合并偏头痛

日前研究表明，紧张性头痛和偏头痛的终身流行率相同，合并有偏头痛的紧张性头痛患者，其发作程度更严重，发作次数更频繁，这提示偏头痛可能是众多紧张性头痛促发因素之一。

3.药物过量和滥用

有多种因素可能影响头痛的发作频率和演变过程，最常见的原因是合用止痛药、麦角胺或舒马坦过量。已有研究表明，上述药物的长期滥用是紧张性头痛由发作性演变为慢性，最后演变为每日头痛的最常见原因。除非停用这些止痛药，否则患者的临床症状会更差，对各种预防性治疗都将产生抵抗。

4.社会心理压力

社会心理压力也是影响头痛预后的重要因素。有些证据表明，慢性复发性头痛，尤其是紧张性头痛，头痛的严重程度和发作频率与患者处理日常生活琐事的能力有关，处理日常生活琐事的能力差，头痛的预后也差。因此，社会心理压力可作为判断紧张性头痛预后的一项指标。

5.性激素

在紧张性头痛演变过程中，性激素的作用还有争议。性激素所起的作用可能很小，但由于月经能促发偏头痛发作，同时促发紧张性头痛发作，故似乎血浆性激素水平的波动可能加重头痛的发作。

总之，紧张性头痛的预后主要还是取决于对紧张性头痛的识别和诊断，做到早期给予特异性治疗，避免不正当的过量服药。

第四章 脑血管疾病

第一节 短暂性脑缺血发作

一、概述

缺血性脑卒中/短暂性脑缺血发作是一组不同病因的急性脑循环障碍迅速导致局限性或弥漫性脑功能缺损的临床综合征。目前已成为人类第二大致死致残率高的疾病。我国是缺血性脑卒中/短暂性脑缺血发作复发率最高的国家之一，其复发造成的患者残疾和病死率与初发者相比呈倍增趋势。

二、病因学

常见的病因有：

①动脉硬化，如颈动脉粥样硬化斑块形成、颈内大动脉硬化狭窄等。②心脏病，如心房颤动、瓣膜病变、卵圆孔未闭等。③高血压、高脂血症、糖尿病和肥胖等代谢综合征。④年龄＞65岁。⑤雌激素替代治疗。⑥吸烟。⑦过度饮酒。⑧体力运动过少。⑨其他，如高纤维蛋白血症、高 C-反应蛋白水平和维生素 B_6 水平降低。

三、流行病学

正常人群中每1000人每年发病为0.31～0.64人，中老年人中最为常见，75岁以上年发病率达2.93/1000。在美国每年短暂性脑缺血发作有20万～50万人，1999年的美国调查显示，短暂性脑缺血的年患病率为2.3%，约有490万患者。短暂性脑缺血发作的患病率随着年龄的增长而增加，不同种族的短暂性脑缺血发作患病率不同。短暂性脑缺血发作在社会经济地位低和教育水平低的人群中发病率较高。

四、临床表现

（一）颈内动脉系统短暂性脑缺血发作

颈内动脉系统的短暂性脑缺血发作最常见的症状为单瘫、偏瘫、偏身感觉障碍、失语、单眼视力障碍等，亦可出现同向性偏盲等。主要表现：单眼突然出现一过性黑蒙，或视力丧失，或白色闪烁，或视野缺损，或复视，持续数分钟可恢复。对侧肢体轻度偏瘫或偏身感觉异常。优势半球受损出现一过性的失语或失用或失读或失写，或同时面肌、舌肌无力。偶有同侧偏盲。其中单眼突然出现一过性黑蒙是颈内动脉分支眼动脉缺Ⅰ的特征性症状。短暂的精神症状和意识障碍偶亦可见。

（二）椎-基底动脉系统短暂性脑缺血发作

椎-基底动脉系统短暂性脑缺血发作主要表现为脑干、小脑、枕叶、颞叶及脊髓近端缺血，神经缺损症状。主要症状有：最常见的症状是一过性眩晕、眼震、站立或步态不稳；一过性视物成双或视野缺损等；一过性吞咽困难、饮水呛咳、语言不清或声音嘶哑；一过性单肢或双侧肢体无力、感觉异常；一过性听力下降、交叉性瘫痪、轻偏瘫和双侧轻度瘫痪等；少数可有意识障碍或猝倒发作。

五、诊断措施

影像学检查：随着影像学技术的发展，CT 和 MRI 已成为短暂性脑缺血发作患者的常规检查项目。短暂性脑缺血发作患者中，2%～48%可在 CT 检查时显示相应缺血病灶。MRI 评估脑卒中较 CT 更准确，特别是对一些病灶较小的脑卒中，MRI 较 CT 能够提供更多的信息。使用常规 MRI 发现，30%～80%的短暂性脑缺血发作患者存在相应病灶。但是，MRI 同样不能区分急性与慢性病灶。DWI 对于急性缺血性脑卒中是非常敏感且方便的检查技术。它能很好地反映脑缺血和脑梗死的动态演化过程，可明确脑梗死灶与短暂性脑缺血发作的关系。CT 灌注成像（CTP）是利用同位素对比剂的原理计算脑血流灌注量，CTP 中的平均通过时间图像显示脑缺血更为敏感，能够评估短暂性脑缺血发作患者的脑血流灌注情况，对于早期常规影像检查未能发现病灶的短暂性脑缺血发作患者具有诊断价值。正电发射计算机断层扫描（PET）是体外测量局部脑血流量、局部脑血容量的"金标准"。而单光子发射计算机断层摄影是利用注入人体内放射性核素射出的单光子为射线源反映人体功能的解剖图像。

脑动脉的影像学检查：经颅多普勒超声可以无创地评测颅外的颈动脉和椎基底动脉的高度狭窄。脑血管造影主要表现为较大的动脉血管壁（颈动脉及颅内大动脉）及管腔内有动脉硬化斑块性损害，如溃疡斑块、管腔狭窄、完全性闭塞。

六、治疗措施

（一）评估

短暂性脑缺血发作是脑梗死的预警信号，发展成脑梗死的风险很高。英国的 Rothwell 等通过对 209 例临床疑诊和确诊的短暂性脑缺血发作患者进行队列研究后，提出了一个 ABCD 评分系统，用于短暂性脑缺血发作后 7 天内卒中危险性的预测。该评分系统的如下内容：①年龄（Age，A）≥60 岁评 1 分。②血压（Blood pressure，B）>140/90 mmHg 评 1 分。③临床特征（Clinical features，C）：单侧肢体乏力评 2 分，语言障碍但无肢体乏力评 1 分。④症状持续时间（Duraticm，D）：≥60 min 评 2 分，10～59 min 评 1 分。总分 6 分，评分≥5 分者近期梗死风险较大。

Johnston 在 ABCD 评分中加入糖尿病一项制定出 ABCD2 评分标准，即糖尿病患者评 1 分，总分增至 7 分，与 ABCD 评分比较，ABCD2 评分具有更高的预测短暂性脑缺血发作后卒中的价值。ABCD2 评分将短暂性脑缺血发作患者划分为低危（0～3 分）、中危（4～5 分）、高危（6～7 分）3 组，低危、中危和高危组在短暂性脑缺血发作后一周内发生脑梗死的比例分别为 1.2%、5.9% 和 11.7%。

（二）危险因素的干预

对于短暂性脑缺血发作患者，高血压、糖尿病、高脂血症、不良生活方式是可以干预的危险因素，其中高血压是最重要的危险因素。老年单纯性收缩期高血压患者（收缩压>160 mmHg，舒张压<90 mmHg）进行降压治疗（氯噻酮或阿替洛尔）可使总体卒中发生减少 36%，并且年龄>80 岁者卒中发生减少 40%。缺血性卒中和短暂性脑缺血发作治疗指南指出，建议高血压患者要改进生活方式，进行个体化药物治疗，目标值是 120/80 mmHg 的正常水平。高血压前期者（120～139/80～90 mmHg），如伴有充血性心力衰竭、心肌梗死、糖尿病或慢性肾功能衰竭，应当给予抗高血压药。建议糖尿病患者要改进生活方式，进行个体化药物治疗。糖尿病患者的高血压要强化治疗，目标值是低于 130/80 mmHg。如果可能，治疗应当包括血管紧张素转化酶抑制剂或血管紧张素受体阻滞剂。应当定期监测血胆固醇。建议高胆固醇者要改进生活方式，服用他汀类药物。建议劝阻吸烟及大量饮酒，定期进行体力活动，低盐和低饱和脂肪饮食，体重指数增高者采用减肥饮食。

（三）抗栓治疗

对于非心源性栓塞所致短暂性脑缺血发作患者，推荐使用抗血小板药物而非口服抗凝药，阿司匹林（50～325 mg）、阿司匹林联合缓释潘生丁、氯吡格雷均可用于初始治疗。但阿司匹林与氯吡格雷合用增加了出血危险性，不常规推荐使用。阿司匹林过敏者宜选择氯吡格雷。对于心源性栓塞所致短暂性脑缺血发作患者：①非瓣膜性心房颤动患者，如年龄<65 岁、没有心血管危险因素，可建议服用阿司匹林；如年龄在 65～75 岁、没有心血管危险因素，除非禁忌，建议服用阿司匹林或口服抗凝剂（INR2.0～3.0）；如年龄>75 岁，或者虽<75 岁，但有高血压、左心室功能不全、糖尿病等危险因素，建议口服抗凝剂（INR2.0～3.0）。②心房颤动患者，如不能接受口服抗凝剂，建议服用阿司匹林。③心房颤动患者，如有机械性人工瓣膜，建议接受长期抗凝，INR 目标值因人工瓣膜类型不同而异，但不能低于 2～3。

阿司匹林研究最深入和广泛的抗血小板药物，总体上阿司匹林（50～1500 mg）可以减少 15%的复发风险。低剂量阿司匹林（61 mg 到每天 325 mg）同样有效，其胃肠道出血的发生率较低。氯吡格雷和阿司匹林/双嘧达莫联合预防短暂性脑缺血发作的复发疗效相当。阿司匹林和氯吡格雷的联合使用比任一单药都会增加出血风险，但是早期联用和短期联用效果还是值得肯定的。

（四）血管内治疗和外科治疗

北美有症状颈动脉内膜切除术试验（NASCET）和欧洲颈动脉外科试验（ECST）研究

证实了颈动脉内膜切除术（CEA）治疗颈动脉狭窄的有效性和安全性。

（1）狭窄 70%～99%的患者，建议颈动脉内膜切除术。颈动脉内膜切除术只能在围术期并发症（所有卒中和死亡）发生率＜6%的医学中心进行。

（2）某些狭窄 50%～69%的患者，建议可以考虑颈动脉内膜切除术；有非常近期的大脑半球症状的男性患者最有可能获益。狭窄 50%～69%的颈动脉内膜切除术只能在围术期并发症（所有卒中和死亡）发生率＜3%的医学中心进行。

（3）不建议给狭窄＜50%的患者施行颈动脉内膜切除术。

（4）建议将颈动脉经皮腔内血管成形术和（或）支架置入术（CAS）仅用于筛选过的患者。仅限用于有严重症状性颈动脉狭窄的下列患者：有颈动脉内膜切除术禁忌者；狭窄处于手术不能到达的部位；早期颈动脉内膜切除术后再狭窄；放射后狭窄。支架置入术前即给予氯吡格雷和阿司匹林联用，持续至术后至少 1 个月。

七、预后

未经治疗的短暂性脑缺血发作患者，约 1/3 缓解，1/3 将反复发作，1/3 发展为脑梗死。临床研究发现，脑卒中患者中 15%发病前有短暂性脑缺血发作，近 50%卒中都发生在短暂性脑缺血发作后 48 小时内。因此必须积极治疗短暂性脑缺血发作。高龄体弱、高血压、糖尿病、心脏病等均影响预后，主要死亡原因系完全性脑卒中和心肌梗死。

第二节　脑梗死

一、概述

脑梗死又称为缺血性脑卒中或中风，指因动脉管腔狭窄或者堵塞形成脑血栓，引发局部脑组织血液供应障碍，继而发生缺血缺氧性病变后局部脑组织坏死和脑软化，最终导致相应的神经功能缺失的脑血管疾病。脑梗死的发病率高，病死率高，致残率高，复发率高。

二、流行病学

中国 1986—1990 年大规模人群调查显示，脑卒中发病率为 109.7/10 万～217/10 万，患病率为 719/10 万～745.6/10 万，死亡率为 116/10 万～141.8/10 万。男性发病率高于女性，男：女约为 1.3∶1～1.7∶1。脑卒中发病率患病率和死亡率随年龄增加 45 岁后均呈明显增加，65 岁以上人群增加最明显，75 岁以上者发病率是 45～54 岁组的 5～8 倍，存活者中 50%～70%患者遗留瘫痪、失语等严重残疾给社会和家庭带来沉重的负担。1990 年全国性流行病学调查显示，重症脑血管病的发病率为 115.61/10 万，患病率为 206.94/10 万，死亡率为 81.33/10 万。我国每年新发生脑卒中患者近 150 万人，年死亡数近 100 万人。脑梗死患者约占全部脑卒中的 70%。

三、病因学

脑梗死是临床常见的脑血管疾病之一，主要是由于供应脑部血液的动脉出现粥样硬化和血栓形成，使管腔狭窄甚至闭塞，导致局灶性急性脑供血不足而发病；也有因异常物体（固体、液体、气体）沿血液循环进入脑动脉或供应脑血液循环的颈部动脉，造成血流阻断或血流量骤减而产生相应支配区域脑组织软化坏死者。

无症状脑梗死发生的比较少，但是死亡率较高，它是由于脑供血障碍引起的脑组织缺血、缺氧而引起的脑软化，引起这类脑梗死发生的原因主要有以下几方面：第一，患者年龄较大，兼有动脉硬化性等疾病，一旦精神高度紧张或抑郁可能导致发病；第二，在脑部缺血部位或血肿较小，仅有轻微的或偶发的麻木感或疼痛感，未引起重视；第三，原来就有脑部疾病，如脑血肿或血管瘤等，随着运动或饮食不当（如饮酒、吸烟）逐渐加重。

外伤性脑梗死一般是在外伤 24 小时后经头颅 CT 检查时出现的一种并发症。发生的原因主要有：第一，蛛网膜下腔出血，占颅脑外伤患者 40%以上，而这类患者可以出现脑血管痉挛、脑缺氧或循环障碍，最后导致脑梗死。第二，有些患者年龄较大，多为 50 岁以上，再伴有高血压、高血脂病史，本来血管已经老化，若遭受外伤后，可导致脑内血肿或脑水肿，结果颅内血压增高，最后产生脑梗死，可见外伤是这类患者脑梗死的重要诱因。第三，外伤引起内源性脑损伤因子积聚从而引起脑梗死，部分患者在遭受外伤后，使神经递质的含量发生变化，体内的自由基或代谢废物积累增加，而这些物质都可增加脑梗死的概率。

四、临床表现

根据部位可以分为颈内动脉系统（前循环）脑梗死和椎基底动脉系统（后循环）脑梗死。颈内动脉系统（前循环）脑梗死可以分为颈内动脉血栓形成、大脑中动脉血栓形成、大脑前动脉血栓形成。椎基底动脉系统（后循环）脑梗死可以分为大脑后动脉血栓形成、椎动脉血栓形成、基底动脉血栓形成。

颈内动脉血栓形成，临床表现复杂多样。大脑中动脉血栓形成，大脑中动脉主干闭塞可出现对侧偏瘫、偏身感觉障碍和同向性偏盲，可伴有双眼向病灶侧凝视，优势半球受累可出现失语，非优势半球病变可有体象障碍。大脑前动脉血栓形成，大脑前动脉阻塞时由于前交通动脉的代偿，可全无症状。

大脑后动脉血栓形成，大脑后动脉闭塞引起的临床症状变异很大，动脉的闭塞位置和Willis 环的构成在很大程度上决定了干梗死的范围和严重程度。椎动脉血栓形成，若两侧椎动脉的粗细差别不大，当一侧闭塞时，通过对侧椎动脉的代偿作用，可以无明显症状。在小脑后下动脉或椎动脉供应严肃外侧的分支闭塞时发生延髓背外侧综合征。基底动脉血栓形成，基底动脉主干闭塞，表现为眩晕、恶心、呕吐及眼球震颤，复视，构音障碍，吞咽困难及共济失调等，病情进展迅速而出现延髓性麻痹，四肢瘫，昏迷，并导致死亡。基底动脉的短旋支闭塞，表现为同侧面神经和外展神经麻痹，对侧瘫痪，即为脑桥腹外侧综合征。当脑桥基底部双侧梗死，表现为双侧面瘫，延髓性麻痹，四肢瘫，不能讲话，但因脑干网状结构未受累，患者意识清楚，能随意睁闭眼，可通过睁闭眼或眼球垂直运动来表达自己的意愿，即为闭锁综合征。当基底动脉尖端分出两对动脉，即大脑后动脉和小脑上动脉，供血区域包括中脑、丘脑、小脑上部、颞叶内侧和枕叶。临床表现为眼球运动障碍，瞳孔异常，觉醒和行为障碍，可伴有记忆丧失，以及对侧偏盲或皮质盲，少数患者可出现大脑脚幻觉。这是基底动脉尖综合征。

五、分类

目前进展性脑梗死的诊断标准国内外有所不同。国外对进展性缺血性卒中定义为发病 1 周内临床症状和体征逐渐进展或呈阶梯式加重的缺血性卒中。其标准为病情在 1 周内逐渐进展，当 Canadian 卒中量表评分下降 1 分、Scandinavian 卒中量表（SSS）评分下降 2 分或更多、美国国立卫生研究所卒中量表（NltiSS）评分下降 3 分或更多时，可诊断为进展性卒中。国内学者多认为发病后 48 小时内神经功能缺损症状逐渐进展或呈阶梯式加重的缺血性卒中为进展性缺血性卒中。

根据临床表现，进展性脑梗死可分为 4 种类型：①急性进展型：病情可在 1 到数小时明显加重，当时即可观察或被患者及家属觉察，该型占 53.6%。②缓慢进展型：病情多在 3～5 天加重，个别在 2 周内病变达高峰，逐渐缓慢加重，不易被察觉，特别是发生在椎基底动脉系统上行网状结构时，有嗜睡、昏睡逐渐加重，该型占 36.4%。③台阶式进展型：病变达高峰后病情稳定，或略为好转，产生一个平台期，数小时或数天后再次加重，达到另一高峰，稳定后再次形成平台期，该型占 6.2%。④波浪式进展型：发病初期类似短暂性脑缺血发作，早期 CT 不显示，常诊断为短暂性脑缺血发作，经过数小时、数天再次像短暂性脑缺血发作样发作，行颅脑 CT 发现已有小灶性梗死，该梗死灶实际上是上次发作所致，该型占 3.8%。

六、诊断措施

1.CT 血管成像

通过静脉注射碘化造影剂后，经螺旋 CT 扫描进行血管重建成像，可检测到颅外颈动脉的狭窄程度及是否形成血液斑块，还可检测到颅内血管狭窄的程度、血栓的大小或有无动脉瘤；可直观看到脑血液循环情况，非常有利于脑梗死的早期诊断。

2.CT 灌注成像

这项技术是通过注射碘对比剂显示毛细血管的变化动态，从而观察脑组织密度有无改变，该技术可用于发病早期的检测，特别是发病 2～4 小时的超早期，如果发现脑部的低密度病灶，可判断形成了缺血性脑梗死。

3.核磁共振（MR）检测

核磁共振成像（MRI）技术是目前最重要的辅助检查之一，特别是超早期检测（如脑梗死数分钟后）发现异常，就可确定病情，对症治疗。该技术主要有以下几类：

（1）磁共振弥散加权成像（DWI）技术：这种检测方法对早期缺血改变非常敏感，如果脑血管缺血发生仅 1～5 min 都能收集高信号，它能反映脑细胞是否发生了水肿，所以在脑梗死发生早期，利用 DWI 检测可特异性观察到病情的严重程度。

（2）磁共振灌注成像（PWI）技术：利用团注对比剂追踪技术可观察到血流灌注情况，从成像上可直接看到脑部血流的变化，一旦发现脑部缺血，就非常敏感地观察到各种信息。

（3）磁共振血管成像（MRA）技术：这是一项血流依赖性技术，由于血流信号消失的因素是多方面的，不一定是血管完全闭塞，因此，必须细致区分血流缓慢、无血流形成的原因，再加上其他技术的联合应用，以免误诊。

（4）磁共振频谱（MRS）技术：该技术可判断特定脑区的代谢活动是否正常，脑部某些代谢产物的含量是否超标，最大限度地进行早期诊断，对脑梗死的严重程度做出判断。

诊断：中老年患者，有动脉粥样硬化及高血压等脑卒中的危险因素，安静状态下活动起病，病前可有反复的短暂性脑缺血发作，症状常在数小时或数天内达高峰。出现局灶性神经功能缺损，梗死的范围与某一脑动脉的供应区域一致。一般意识清楚。头部 CT 在早期多正常，24～28 小时内出现低密度病灶。脑脊液正常，SPECT、DWI 和 PWI 有助于早期诊断，血管造影可发现狭窄或闭塞的动脉。

七、治疗措施

（一）对症支持治疗

1.加强护理

卧床休息，注意对皮肤、口腔及尿道的护理，按时翻身，避免出现褥疮和尿路感染等。

2.调控血压

如收缩压＜180 mmHg 或舒张压＜110 mmHg，不需降血压治疗，以免加重脑缺血；如收缩压在 185～210 mmHg 或舒张压在 115～120 mmHg 之间，也不需降血压治疗，应严密观察血压变化；如收缩压＞220 mmHg，舒张压＞120 mmHg 以上，则应给予缓慢降血压治疗，应严密观察血压变化，防止血压降得过低。

3.控制血糖

脑卒中急性期血糖增高可以是原有糖尿病的表现或是应激反应。当患者血糖增高超过 11.1 mmol/L 时，应立即给予胰岛素治疗，将血糖控制在 8.3 mmol/L 以下。

4.吞咽困难的处理

有 30%～65% 的急性卒中患者会出现吞咽困难，吞咽困难治疗的目的是预防吸入性肺炎，避免因饮食摄取不足导致的体液缺失和营养不良。水、茶等稀薄液体最易导致误吸。

5.肺炎的处理

约 5.6% 卒中患者合并肺炎，误吸是卒中合并肺炎的主要原因，肺炎是患者死亡的一个主要原因，急性脑卒中还可以并发急性神经源性肺水肿。治疗主要包括呼吸治疗（如氧疗）和抗生素治疗，药敏实验有助于抗生素的选择。

6.上消化道出血的处理

上消化道出血的处理是脑卒中患者急性期临床上较常见的严重并发症，病死率较高，是由于胃、十二指肠黏膜出血性糜烂合计行溃疡所致。主要采用胃内灌洗和使用制酸止血药物进行治疗。

7.水电解质紊乱的处理

由于神经内分泌功能的紊乱、意识障碍、进食减少、呕吐、中枢性高热等原因，尤其是脱水治疗时，常并发水电解质紊乱，进一步加重脑组织的损害，严重时可危及生命。

8.心脏损伤的处理

主要包括急性心肌缺血、心肌梗死、心律失常及心力衰竭等，是急性期脑血管病的主要死亡原因之一。早期密切观察心脏情况，必要时行动态心电监测及心肌酶谱测查，及时发现心脏损伤。

（二）溶栓治疗

主要是在缺血脑组织出现坏死之前，迅速重建缺血脑组织的血供循环，挽救受损脑细胞，尽可能地缩小因缺血缺氧对脑组织造成的不可逆性损伤，改善脑梗死的预后。溶栓治疗因受梗死脑组织生理特性差异以及脑梗死患者个体差异的限制，具有一定的不确定性，因而临床应用时具有其相应的适应证和禁忌证。一般认为，18～80 岁脑功能损害的体征比较严重，持续存在超过 1 小时；颅内无出血，无早期大面积脑梗死影像学改变；红细胞、血红蛋白、血小板、凝血功能正常的患者在 6 小时内溶栓是安全有效的。主要包括静脉溶栓、动脉溶栓和药物溶栓。

（三）静脉溶栓

一般采用静脉滴注或静脉推注的方法，设备简单，操作便捷，创伤较小，耗时较短，费用较低，患者易于接受。但该溶栓方法用药剂量较大，对纤溶系统影响较大，出血较多见，对大血管的血栓再通率较低，因而适于弥散性微血栓的溶栓。

（四）动脉溶栓

一般采用 Seldinger 技术穿刺股动脉或颈动脉，根据血管数字减影的图像示踪，将微导管插入血栓部位，注入溶栓药物，进行超选择性动脉内溶栓治疗。动脉溶栓法对设备要求高、操作复杂、用药量小、耗时长、溶栓效率高，对纤溶系统影响小，适于大血管内单一或少量血栓栓塞的患者。

（五）药物溶栓

尿激酶：非选择性的纤维蛋白溶解剂，直接将纤溶酶原激活转化为纤溶酶，裂解血栓表面和游离于血液中的纤维蛋白，在血栓内外发挥纤溶作用，抗原性小，安全有效，较为常用。

链激酶：非选择性纤维蛋白溶解剂，可经血浆及血清中的蛋白激活，提高体内纤维蛋白溶解系统的活力，将纤溶酶原激活转化为纤溶酶，溶解血栓，有一定抗原性，给药前应静脉推注地塞米松。

重组组织型纤溶酶原激活物：是目前公认的最有效的溶栓药，特异性地降解血栓部位的纤维蛋白原，不产生自身纤溶作用，脑梗死发作 3 小时内静脉输入该药有较好的预后。

（六）抗凝药物治疗

抗凝药物治疗是为了防止脑梗死患者因血栓扩展引发再梗死，神经功能缺失加重。适用于心源性脑梗死和进展型脑血栓患者。主要治疗药物有阿司匹林、肝素、低分子肝素钙和奥扎格雷钠等。

1.阿司匹林

抗血小板聚积，广泛地应用于缺血性脑血管病的治疗，服用后有效降低脑梗死的复发率和病死率。研究显示，阿司匹林联合氯吡格雷治疗效果可能优于阿司匹林单用。

2.肝素

通过阻止凝血酶原转变为凝血酶，抑制纤维蛋白原转变为纤维蛋白，阻止血小板的凝聚。

3.低分子肝素钙

通过结合抗凝-血酶III及其复合物，抑制 Xa 因子和凝血酶，同时还可促进血浆纤溶酶原激活物释放，发挥纤溶作用。临床使用时无须监测凝血指标，使用方便，治疗急性脑梗死安全有效。

4.奥扎格雷钠

血栓烷（TX）合酶抑制剂，抑制前列腺素 H_2（PGH_2）生成血栓烷 A_2（TXA_2），促进血小板所衍生的 PGH_2 转向内皮细胞后合成前列腺素（PGI_2），改善 TXA_2 与 PGI_2 的平衡异常，发挥抑制血小板聚集和扩血管的作用，改善缺血区微循环。

（七）脑神经保护剂

脑梗死患者局部脑组织的神经元损伤，同时神经元的蛋白合成停止，膜离子转运停止，神经元发生去极化，钙离子内流促进氨基酸-谷氨酸的释放，进一步加强钙离子的内流和神经元的去极化，加重神经元损伤。因此，及时使用脑神经保护剂一方面可以阻断神经细胞损伤及凋亡的病理生理过程；另一方面可增强脑细胞对缺血缺氧的耐受性，从而保护神经细胞，促进脑梗死局部组织的恢复。主要治疗药物包括钙通道阻滞剂、NO 合酶抑制剂、自由基清除剂、神经营养药物。

1.钙通道阻滞剂

代表性药物为尼莫地平，易通过血脑屏障而选择性地作用于脑血管平滑肌，有效阻止 Ca^{2+} 进入细胞内，抑制血管平滑肌收缩，减轻血管痉挛，扩张脑血管，改善病灶区血液循环；另有降低血浆黏稠性，抑制血小板聚集并防止微血栓形成的作用。

2.NO 合酶抑制剂

代表性药物为 NG 位硝基左型精氨酸（IN-NA）。NO 是一种血管、神经活性物质，而氧化亚氮合酶（NOS）是合成 NO 的关键酶，包括神经元型 NOS（nNOS），内皮细胞型 NOS（eNOS）和诱导型 NOS（iNOS），其中 nNOS 和 iNOS 过度表达释放的 NO 具有神经毒性，损伤神经元。NO 合酶抑制剂可以缓解 NO 的神经毒性作用，减轻脑损伤。

3.神经营养药物

代表性药物为脑神经生长素、吡拉西坦、思尔明、脑活素、都可喜等，此类药物能促进脑细胞对葡萄糖的利用和能量的储存，促进脑组织的新陈代谢，增加脑血流量，刺激神经传导，兴奋受抑的中枢神经，促进损伤神经元的修复再生。

4.自由基清除剂

代表性药物为维生素 C、维生素 E、超氧化物歧化酶（SOD）、甘露醇、糖皮质激素、依达拉奉等，此类药物通过清除自由基，抑制脑细胞的脂质过氧化，延迟神经细胞死亡，减小梗死面积。

（八）亚低温疗法

该方法是将人体体温降至 32～35 ℃而保护人体组织，特别是可保护脑组织。其机制是通过降低脑组织内葡萄糖的利用率和耗氧量而减缓脑代谢，若在脑梗死发病 2～5 天用亚低温疗法治疗，并持续 72 小时，就能减轻脑水肿高发期的脑损伤。

（九）高压氧疗法

将患者置于高压氧舱中吸纯氧或高浓度氧，提高患者体内的氧含量，改善梗死病变组织氧气供应量，使受损的神经细胞得以修复，促进毛细血管的再生，提高循环系统的快速运转，缩小缺血脑组织。同时，由于血液中氧气含量增加，促使血管内皮生成因子的表达，尽量减少脑梗死的体积。

八、预后

大约 30% 幸存者不能达到完全恢复，尽管日常活动不需要帮助。另外 20% 的幸存者至少有一项活动需要接受帮助，多数（60%）需要接受医疗机构的帮助。脑卒中患者的幸存者的寿命会急剧减少，并且脑血管事件复发的可能性迅速增高。

第三节　脑动脉硬化症

一、概述

脑动脉粥样硬化主要侵犯管径 500μm 以上的脑部大、中动脉，东方人 Willi's 环周围主要脑动脉病变严重，并与高血压密切相关。以往认为，小动脉主要承担和调节血管阻力，高血压主要引起小动脉硬化，近来发现正常时脑主要动脉占整个脑血管阻力的 20%～30%，慢性高血压时可达 50%，长期高血压必然导致脑部主要动脉壁粥样硬化损害。脑动脉硬化常发生于 40 岁以上的中老年人，男性多于女性，有高血压、糖尿病、高脂血症、长期吸烟、饮酒及精神紧张的人多见。

二、临床表现

脑动脉硬化症由于血管壁增厚，管腔狭窄，使脑实质慢性缺血，常引起大脑功能减退，主要是高级神经活动。

1.神经衰弱症候群

早期脑动脉硬化可没有症状，但发展到相当程度大多数患者会逐渐出现慢性弥漫性脑功能不全的轻微症状和体征，如头痛、头晕、疲乏、注意力不集中、记忆力减退、情绪不稳、思维迟缓、睡眠障碍（睡眠减少或嗜睡）等症状，呈波浪式发展。

2.脑动脉硬化性痴呆

主要表现为精神情感障碍。不能准确计算和说出时间、地点、人物，出现明显性格改变，如情感淡漠、思维迟缓、行为幼稚、不拘小节，有时其举动像平常所说的"老顽童"，严重者还可出现妄想、猜疑、幻觉等各种精神障碍。

3.假性延髓性麻痹（"球"指脑干的延髓）

表现为四肢肌张力增高，出现难以自我控制的强哭强笑，哭笑相似分不清、吞咽困难伴呛咳及流涎等。

4.帕金森综合征

面部缺乏表情，直立时身体向前弯，四肢肌强直而肘关节略屈，手指震颤呈搓丸样，步态小而身体前冲。

5.反复短暂脑缺血发作

有症状与无症状动脉粥样硬化两者并无不可逾越的界限。无症状的颈动脉粥样硬化的斑块微栓子脱落可反复出现反复短暂脑缺血发作，一旦斑块破裂出血、血栓形成，就可引起脑卒中。

三、诊断措施

1.血脂测定

胆固醇＞200～250 mg%，甘油三酯＞130 mg%，β-脂蛋白＞450～600 mg%。

2.X线表现改变

①心影丰满，左心室扩大。②主动脉弓突出，明显迂曲、延长。③主动脉结钙化。

3.颅脑CT

常有程度不等的脑萎缩和大小、数量不等的梗死灶。

4.异常心电图的表现

异常心电图的表现主要是T波、S-T段的改变，或提示左心室肥厚合并劳损。异常脑电图：α波频率稍趋慢化，过渡换气后出现阵发性，双侧同步，以中高波幅慢节律，这类脑电图变化对于脑动脉硬化症引起一过性脑缺血发作有助于诊断。

5.脑血流图

脑血流图有上升时间延长，重搏波减弱或消失，主峰夹角变钝，波幅下降表现。

四、诊断标准

脑动脉硬化除引起反复短暂脑缺血发作和脑卒中等急性脑循环障碍外，还引起慢性及非定位性脑缺血症状。在无症状脑血管疾病与脑卒中之间除反复短暂脑缺血发作外还应有脑动脉硬化症这一过渡类型。在无症状脑血管疾病患者发作过反复短暂脑缺血发作和无明显后遗症的脑卒中后 1 年以上，只能诊断为脑动脉硬化症，而不应诊断为无症状或继续诊断为反复短暂脑缺血发作或脑卒中。

一般认为，50 岁以后，有隐袭起病、进行性加重的脑功能不全综合征，无严重脑局灶损害的体征，有明显的眼底动脉和全身动脉硬化表现，尤其有高血压、高血脂、糖尿病者，均应考虑脑动脉硬化症。根据上述的体征和有阳性辅助检查结果结合病史询问不难除外神经官能症。根据神经官能症的典型症状，诊断同时合并脑动脉硬化症也不困难。但由于老年人中有动脉硬化的相当普遍，所以首诊时不要轻易就下脑动脉硬化症的诊断，应进行全面检查，既要注意有无慢性颅内病变，如脑瘤、慢性感染等，也要警惕全身性疾病引起的脑症状。对精神障碍较明显者，要注意除外老年性痴呆、老年性精神病。为防止诊断扩大化，应在严格排除其他疾病后做出。对发生过反复短暂脑缺血发作或脑卒中的脑动脉硬化患者可定为"确诊的脑动脉硬化症"。对无临床症状的正常老人，不能只根据影像学发现有动脉硬化改变就诊断为脑动脉硬化症，因为从病理上说，60 岁以上的老人几乎 100%都有不同程度的脑动脉硬化。

五、治疗措施

（一）一般疗法

饮食应避免经常食用过多的动物性脂肪及含胆固醇较高的食物。提倡日常饮食情况，多吃含维生素食物，如新鲜蔬菜、水果。含谷固醇食物，如豆油、花生油、菜籽油、茶油等作为食用油。戒烟，禁饮烈性酒。

参加一定的体力劳动及体育活动，如跑步、散步、保健体操、太极拳等活动。有利于增强体质，控制体重，防止肥胖，锻炼循环系统调节功能，调整血脂代谢等。

注意劳逸结合，生活起居尽量规律，保持乐观、愉快的情绪，避免过度劳累和情绪激动。

（二）药物治疗

1.羧酸及其衍生物

此类药物可使高的胆固醇、磷脂和甘油三酯降低，并能减少肝内总胆固醇、磷脂的存积，对动脉粥样硬化的斑块有抑制其发展作用，临床应用对心、脑动脉硬化有较好的治疗及预防作用。副作用常见皮肤潮红及瘙痒。用量：羧酸 100 mg，每日 3 次，羧酸肌醇脂 200～400 mg，每日 3 次。饮后服用副作用可减少。

2.苯氧乙酸衍化物

此类药物作用主要是抑制甘油三酯由肝脏转移到血液，血中极低密度脂蛋白含量降低。此外尚能增加纤维蛋白原的含量及降低血小板的黏附性。副作用较少，偶有胃肠不适，食欲不振、恶心呕吐，少数可有脱发、白细胞减少、粒性白细胞缺乏等。故服药期间，应定期检查肝功能和白细胞，肝肾功能不全及孕妇应忌服此类药物。常用的药物有：安妥明（又名氯贝丁酯）：剂量每天 1.5～2.0 g，分 3 次，饭后服用。脉康（每片含安妥明 80 mg）其他 20%为槐花粉及芹菜籽，每日 3 次，每次 3 片。心脉宁主要成分为毛冬青（每片含 50 mg），安妥明（每片含 50 mg）及各种维生素。此外，还有安妥明铝盐、双安妥明等。

3.不饱和脂肪酸及其复方制剂

常用的有亚油酸丸、益寿宁、脉通、心脉乐、血脂平等。此类药物可使胆固醇沉积化血管外组织，从而改变胆固醇的分布，但作用缓慢，疗效亦不恒定。

4.右旋甲状腺素，能促进胆固醇的分解，并加速分解物的排泄，同时使脂蛋白明显下降。剂量：开始 1～2 mg/d，以后每隔一个月增加 1～2 mg，直至 4 mg/d。副作用：长期应用可出现甲亢症状，停药后可消除。冠心病患者可诱发加重心绞痛，故应特别小心。

5.雌激素

此药有抗动脉硬化作用，可阻断脂质对动脉内膜的浸润，防止缓激肽对血管的损害，其作用可能与雌激素对网状内皮系统有刺激作用。剂量：口服 2～3 mg/d，一般用 20 天，停药 5～7 天。

6.β-谷固醇

其分子结构与胆固醇十分相似，但不能很好地被肠道吸收，具有竞争抑制作用，能降低胆固醇，增加胆固醇的排泄，剂量：4～6 g，每天 3 次，饭前服用。

7.维丙胺

此药原为一种治疗肝类的药物，毒性低。动物试验中观察到有明显改善肝脏功能的作用，并能促进肝细胞再生能力。临床发现有降脂作用，并有降压作用。剂量：每片 25 mg，每次 50～75 mg，每天 3 次。针剂每支 30 mg，肌注，每日 1 次。

8.其他抗动脉硬化的药物

如酸性黏多糖，临床应用证明有降低血脂、抗动脉粥样硬化及抗斑块形成。剂量：每片 0.13 g，每天/3 次，每次 5 片。安吉宁，此药能对抗缓激肽，具有抗动脉粥样硬化作用。剂量：每片 0.25，每次 1～2 片，每天 3 次。副作用主要是肠胃反应和肝脏毒性，故应慎用。

9.异脱（去）氧胆酸片

本品是由上海中药一厂从猪胆中提取的一种胆醛酸，具有抑制胆酸形成及溶解脂肪的作用，能降低胆固醇及甘油三酯，无其他副作用。剂量：每片含去氧胆酸 150 mg，每次 1～2 片，每天三次。

10.维生素 C

维生素 C 在临床治疗动脉硬化症具有重要的作用。

11.增加脑血流量的药物

罂粟碱 0.1～0.3 mg，3 次/天，地巴唑 20～40 mg，3 次/天，脑益嗪 25～50 mg，3 次/天。川芎嗪每片 50 mg，每次 2 片，3 次/天。针剂：80～100 mg，加入 10%葡萄糖 250 mL 内静滴，每天 1 次，15 次为一疗程。5%碳酸氢钠 300 mL，静滴，1 次/天，3～7 天。

12.促进脑代谢的药物

维生素 B 族、三磷酸胞苷、细胞色素丙、ATP、辅酶 A 等。

第五章 神经系统感染性疾病

第一节 病毒性脑炎

急性病毒性脑炎为最常见的中枢神经系统病毒感染性疾病,是病毒感染所引起的脑实质急性炎症。临床常表现为发热、头痛、抽搐、意识障碍、精神障碍及中枢神经系统局灶性损害。其病情凶险,病死率高。因目前受病毒检测技术的影响,发病率要较实际估计的低。全世界有100余种病毒可以引起中枢神经系统感染,年患病率为（3.15~7.4）/10万,粗略估计每年有15~30万名病毒性脑炎患者,其中以单纯疱疹病毒脑炎发病率最高,达16%,半数病例留有精神衰退、遗忘、人格改变、智力障碍及偏身瘫痪等后遗症。

一、病因及发病机制

目前观点认为,许多病毒都有侵犯中枢神经系统的倾向,现在已发现与急性脑炎、脑膜脑炎、脑脊髓炎有关的病毒种类有:

1.虫媒病毒:为RNA病毒。由蚊传播的虫媒病毒感染性疾病主要有东南亚和西太平洋的流行性乙型脑炎;美洲和中美洲的马脑脊髓炎、东部脑炎、两部脑炎、委内瑞拉脊髓炎、圣路易斯型脑炎、加利福尼亚脑炎;澳洲的摩莱山谷脑炎和亚洲、非洲的西尼罗脑炎和辛德比斯脑炎。

2.疱疹病毒:为DNA病毒。疱疹病毒属的单纯疱疹病毒1型、带状疱疹病毒、巨细胞病毒、EB病毒均可引起脑炎。

3.肠道病毒:为RNA病毒。脊髓灰质炎病毒、柯萨奇病毒和埃可病毒均可引起脑膜炎、脑炎和脊髓炎。

4.副黏病毒:为RNA病毒。如流感病毒A、麻疹病毒和流腮病毒可引起脑膜脑炎或脑炎。此外,还有新发现的尼巴病毒脑炎。

5.淋巴细胞脉络丛脑膜炎病毒：为 RNA 病毒。可引起脑膜脑炎。它们可以通过如皮肤、黏膜、呼吸道、肠道和泌尿生殖道等不同途径侵入人体，但入侵后并不一定引起中枢神经感染。病毒是否能够侵入中枢神经取决于病毒的性质、病毒寄生部位，以及机体的免疫反应。

侵袭途径主要有两个：①病毒通过血液经血脑屏障或血脑脊液屏障进入中枢神经系统，产生脑膜、脑和脊髓实质的病毒感染。②病毒可沿周围神经轴索向中枢入侵。某些病毒和特殊神经元之间有天生的亲和力，如脊髓灰质炎病毒对运动神经元有很强的亲和力。大部分病毒对神经系统的选择性较小，如单纯疱疹病毒等。

单纯疱疹病毒分 HSV-1 和 HSV-2 两个抗原亚型。单纯疱疹病毒脑炎的发生取决于宿主的免疫力和病毒的侵袭力及毒力。成人和青少年出现的单纯疱疹病毒脑炎几乎全部由 HSV-1 感染引起。HSV-1 型病毒通过嗅神经和三叉神经入侵脑组织，选择性地损害额叶基底部和颞叶。HSV-2 型病毒也可引起急性脑炎，它通常是由于母亲生殖器感染疱疹病毒后在分娩时导致新生儿感染。成人的 HSV-2 感染多出现无菌性脑膜炎、脊髓炎或神经根炎。

二、临床表现

急性病毒性脑炎的临床表现有一定的共性，如头痛、头晕、发热、咽痛、恶心、呕吐等前驱症状，头痛、脑膜刺激征等脑膜受累的表现，癫痫、意识障碍、精神症状、偏瘫、失语等脑实质损害症状。在自然感染状态下，常见的可导致人类急性病毒性脑炎的病毒有疱疹病毒、虫媒病毒和肠道病毒。不同的病毒感染机制各不相同，其临床表现也有差异，以下是几种常见的急性病毒性脑炎的临床表现特点。

（一）单纯疱疹病毒性脑炎

单纯疱疹病毒性脑炎（HSE）是唯一四季常见的散发性脑炎，在任何年龄、全球任何地域均可发生。居散发性病毒性脑炎之首，占 10%～20%，20 岁以下及 40 岁以上多发。临床表现为：

1.前驱期症状

有头痛、咽痛、恶心、呕吐、全身肌肉酸痛不适等上呼吸道感染症状，持续一至数日。

部分患者有口唇及生殖道疱疹史。起病不久即开始发热，体温可达 39～40℃。意识及精神障碍常见，意识障碍表现为嗜睡、昏睡、谵妄等，病情严重者可昏迷。

2.脑实质损害

偏瘫、偏盲、失语、局灶性癫痫常见。病情严重者常出现严重脑水肿。若出现癫痫持续状态，可加重脑水肿，严重者可导致脑疝形成甚至死亡。90%患者出现双侧或单侧颞叶或额叶底面受累的症状及体征，包括幻嗅、幻味、谵妄、反应迟钝、少动不语或躁动乱语等精神行为异常。部分患者恢复阶段出现记忆力受损。

（二）水痘-带状疱疹病毒性脑炎

水痘-带状疱疹病毒为双链 DMA 病毒。该病冬、春季节高发，通过直接接触传播。初次感染者常为儿童，感染后长期潜存于脊神经节或三叉神经节细胞内，当机体免疫力低下时病毒被启动、复制增殖，沿感觉神经到相应皮肤引起皮疹。另外，病毒可以沿神经纤维上行进入中枢神经系统引起脑炎或脑膜炎。带状疱疹病毒脑炎多在出疹后几天内出现。临床表现为：

1.典型皮疹、发热及全身症状

儿童皮疹表现为水痘，成人皮疹表现为带状疱疹。

2.神经痛

神经痛是本病的特征性表现之一，疼痛可在发病前出现或伴随皮疹出现。疼痛剧烈，常为刀割、电击、锥刺或烧灼样疼痛，难以忍受。皮疹消退后疼痛仍可持续，称为带状疱疹后神经痛，可迁延数月或更久。

3.多颅神经损害

以V、VII、VIII颅神经多见。

4.脑实质损害

有急性脑炎、脊髓炎、小脑性共济失调、癫痫、偏瘫、脑出血等表现。

（三）肠道病毒性脑炎

肠道病毒为小 RNA 病毒。该病夏、秋季节高发，经消化道传播，可有流行性及散发性。

多引起病毒性脑膜炎，仅 2%可侵犯脑实质。临床表现多样性是肠道病毒的特点，有癫痫发作、肢体偏瘫、共济运动差、意识障碍等。其他临床特征为起病初出现消化道症状（如腹泻等）和肠道病毒性手足口病，可出现流行性肌痛、疱疹性咽炎、皮疹，部分有心肌炎和肺水肿表现。

（四）流行性乙型脑炎

流行性乙型脑炎病毒归类于虫媒病毒黄病毒科黄病毒属，为 RNA 病毒。乙脑属于《中华人民共和国传染病防治法》中规定的乙类传染病，由库斑蚊传播。夏季好发，儿童对乙脑病毒普遍易感。人感染乙脑病毒后潜伏期为 5～15 天，常为隐性感染。发病者以高烧、惊厥、昏迷等症状为主要特征，病程一般可分为 4 个阶段：

1.前驱期

1～3 天。起病急，主要表现为全身不适、头痛、发烧、寒战，体温 38～39℃。头痛常较剧烈，伴有恶心、呕吐，呈喷射状。小儿可有呼吸道症状或腹泻。

2.急性脑炎期

4～10 天。最突出的症状是持续高烧，体温高达 39～40℃。出现不同程度意识障碍，如神志恍惚、昏睡和昏迷、惊厥或抽搐、颈项强直、肢体瘫痪，可有中枢性呼吸衰竭与外周性呼吸衰竭同时存在，容易导致患者死亡。神经系统检查见肢体痉挛性瘫痪、肌张力增高，巴宾斯基征阳性；少数人可呈软瘫。小脑及动眼神经受累时，可发生眼球震颤、瞳孔不等大、对光反应迟钝等。自主神经受损常有尿潴留、大小便失禁。

3.恢复期

急性脑炎期过后，体温在 2～5 天降至正常，昏迷转为清醒，有的患者有一短期精神"呆滞阶段"，以后言语、表情、运动及神经反射逐渐恢复正常。部分患者恢复较慢，需 1～3 个月以上。个别重症患者表现为低热、多汗、失语、瘫痪等。但经积极治疗，常可在 6 个月内恢复。

4.后遗症期

虽经积极治疗，5%～20%的患者在发病 6 个月后仍可遗留有神经、精神症状，以失语、瘫痪及精神异常最为多见。如继续积极治疗，仍可望有一定程度的恢复。

（五）风疹病毒性脑炎

风疹病毒（RV）为被膜病毒科，风疹病毒属，是 RNA 病毒。冬、春季节好发，人群对风疹普遍易感，经呼吸道传播，但感染后即有免疫力。风疹病毒感染后脑炎比较少见，发病年龄在 5～14 岁。孕妇在妊娠第一个月感染风疹病毒可导致胎儿先天性风疹综合征（CRS）。后天感染多见年龄较大的儿童。神经系统症状多在出疹后 2～8 天。急性起病，出现高热、意识丧失、各种类型癫痫发作。也有患者起病稍缓，出现头痛、易激惹、共济失调及截瘫、偏瘫、复视、括约肌功能障碍等大脑半球、脑干、脊髓和颅神经麻痹等神经功能受损表现。在风疹疫苗纳入计划免疫管理之前，风疹病毒是小儿病毒性脑炎的主要病原，随着风疹疫苗的普及应用，风疹脑炎发病率大大降低。

（六）麻疹病毒性脑炎

麻疹病毒为副黏病毒科，麻疹病毒属，是 RNA 病毒。冬、春季节通过空气传播，常见于 10 岁以下儿童。多见于出疹后第 2～8 天，也见于出疹前和恢复期。临床上有高热、头昏、呕吐、意识障碍等。部分患者以癫痫为首发症状，脊髓也可受累表现为横贯性或上升性脊髓炎，波及脑膜者出现脑膜刺激征。病情严重者出现颅内高压及偏瘫、失语和共济失调，甚至出现中枢性呼吸衰竭，治疗不及时常留有共济失调、人格改变、精神迟滞、继发性癫痫及截瘫、偏瘫和运动障碍等后遗症。部分患者因麻疹病毒的持续感染出现亚急性硬化性全脑炎或脊髓炎。

三、辅助检查

1.周围血象

外周血细胞检查的参考价值不大。一般病毒感染的白细胞总数正常，中性粒细胞相对低，而淋巴细胞相对高。流行性乙型脑炎和单纯疱疹病毒性脑炎的白细胞总数及中性粒细胞可以增高。

2.脑脊液常规检查

脑脊液检查可以初步鉴别病毒、细菌或其他病原体引起的感染。脑脊液压力正常或轻中度增高，外观清亮，白细胞计数多为（10～500）×10⁶/L，通常<200×10⁶/L。分类常以淋巴细胞为主，但乙型脑炎、肠道病毒性脑炎感染早期可有中性粒细胞增多。脑脊液生化检查，蛋白定量正常或稍高，糖和氯化物基本正常。值得注意的是，大多数病毒性脑炎患者的脑脊液改变与病情轻重关系不大。

单纯疱疹病毒性脑炎患者脑脊液压力常增高，白细胞计数增多，可达（10～1 000）×10⁸/L，通常在200×10⁶/L以内，以淋巴细胞为主，有时可见红细胞，提示出血病变。蛋白含量可轻至中度增高（通常在1 g/L以内），糖和氯化物含量正常，晚期糖可减低，有5%～10%的病例在发病数日内脑脊液化验正常。

3.病原学检查

病原学检查是确定中枢神经系统病毒感染诊断的金标准。但感染神经系统的病毒种类繁多，仅肠道病毒就有70余种，不同的血清型与中枢神经系统疾病密切相关，并不断有新发现病毒的报道。迄今为止病原学诊断的现状不容乐观。究其原因：一是大多数实验室所能检测的病毒种类及其血清型有限；二是由于病毒存在变异，实验室所建立核酸扩增诊断的检测方法满足不了临床需要。目前常用的方法有：

（1）脑脊液病毒酶联免疫吸附试验（ELISA）：若IgM抗体阳性，提示早期病毒感染，因IgG抗体效价增高常在发病2周后出现，故仅作为回顾性依据。单纯疱疹病毒抗体测定时常取双份血清及脑脊液动态观察，当双份脑脊液抗体有增高趋势，滴度在1∶80以上；双份脑脊液抗体有4倍以上升高；单份血与脑脊液抗体比值<40，具有诊断价值。

（2）脑脊液聚合酶链反应（PCR）：敏感性高但假阳性多，故并不可靠。

4.脑组织活检

单纯疱疹病毒性脑炎光镜下可发现神经细胞核内Cowdry型包涵体或电镜下见HSV病毒颗粒。

5.脑电图（EEG）

病毒性脑炎的EEG检查非常重要，绝大多数患者有异常表现。早期脑电图主要表现有α波逐渐减少，频率减慢，形成4～7 Hzθ背景活动波，以中央、顶区显著，最后扩散至其他区域，呈广泛性慢波节律。也有出现痫样发作波。这些改变虽无特异性，但其异常率高。随病情进展，EEG 转变为低电活动，提示脑细胞严重受损而临床症状重，这类患者后遗症发生率高，预后较差。反之，EEG 是高波幅甚至极高波幅，其临床表现症状轻，后遗症发生率低，预后相对较好。脑电图的表现和病理改变的严重程度与临床症状之间有一定平行关系，临床症状越重，脑电图异常率越高，异常程度越明显。EEG 不但有助于早期诊断，判断病情，而且对疗效及预后的估计也有意义。我们建议对治疗中的患者每周复查 1 次 EEG。

单纯疱疹病毒性脑炎的脑电图检查阳性率很高，多数病毒性脑炎早期就有典型异常脑电图改变。双侧脑电对称，背景节律频率降低，80%～90% 为病变区域弥散性高波幅慢波，在慢波背景上出现局灶性周期性（1～4 s）棘慢综合波或周期性癫痫样放电。脑电图的异常程度与临床病情严重程度大致平行，随着临床症状的改善而逐渐恢复，常比临床恢复慢。临床症状越重，恢复越慢。持续的 EEG 异常，特别是局灶性异常，常提示脑损害严重，脑炎后发生癫痫的可能性增大。

6.影像学检查

病毒性脑炎影像学表现多种多样，缺乏特异性，有些甚至无阳性影像学改变。CT 及 MRI 对定位诊断有意义，同时可以观察颅内是否有出血、水肿、脑积水等并发症，但对区分具体病毒种类有一定困难。由于 CT 多在 5～6 天后才有明显异常，早期（尤其 48 小时内）病变显示不明显，而 MRI 能较早发现病灶，较 CT 有明显优势。病毒性脑炎共同表现有：

（1）脑灰质受累为主，极少数病原菌所感染的部位有其特殊性：单纯疱疹病毒性脑炎病变多位于单侧或双侧颞叶内侧面及额叶低部灰质；乙脑的病变较弥散于整个大脑半球灰质；斜方体脑炎病灶多位于脑干等。

（2）病灶在 CT 平扫呈低密度，若为单纯疱疹病毒性脑炎可有额、颞叶脑实质出血改变，MRI 的 T1WI 为低信号，T2WI 为略高或高信号。

（3）病变区软脑膜增强后，可出现脑回状或环状强化。

（4）一般情况下无占位效应，水肿范围大者可有明显占位效应。

另外，MRI 液体衰减反转回复技术（FLAIR）能有效分辨脑部的正常和病变组织，特别是对于病毒性脑炎早期暂时性损害或小病灶和近皮质病灶的显示明显优于 CT 及 MRI 的 T2 加权序列，大大增加了对病毒性脑炎诊断的敏感性。

单纯疱疹病毒脑炎约 90%患者 CT 显示脑低密度病灶，边界不清，有占位效应，病灶累及双侧颞叶皮质，也可单侧出现，部分波及额叶、岛叶。发病 3～4 d 内检查多正常，部分病例有不规则高密度点、片状出血。病情严重者可见中线移位。MRI 较 CT 敏感。双侧颞叶、额叶受累为主，扣带回、脑岛及海马均受累，病变以外囊为界与豆状核分界清楚。T_1WI 呈稍低或等信号，T_2WI 呈稍高或高信号，FLAIR 序列为高信号。增强扫描多无明显强化，也有表现为线样、斑点状、斑片状、结节状、脑回状强化等，偶伴有脑膜强化。可通过 MR 动态观察了解病情的转归，病情好转见病灶有所吸收，治疗彻底病情痊愈者病灶消失，部分可遗留少量异常信号。病情严重、损伤面积大者恢复过程中 MR 见病损脑组织萎缩，脑室扩大。

四、诊断及鉴别诊断

根据患者流行病学、临床表现、实验室检查及影像学检查进行综合分析。其主要诊断要点为：①急性感染且有脑实质受损征象。②常有病毒感染史，具有某种致病病毒感染的流行病学特点及其他相关系统病变的表现。③脑脊液轻度（或无）感染征象，以淋巴细胞增多为主，排除结核、真菌、化脓菌等感染证据。④脑电图出现弥散性慢波或局限性异常。⑤CT、MRI 有广泛病变，无明显占位征象（单纯疱疹病毒性脑炎除外）。⑥脑脊液病毒血清抗体滴度增高，恢复期高于急性期 4 倍以上，病毒 PCR 检测阳性，或分离出病毒。⑦脑活检发现病毒。1～5 项为临床诊断依据。由于目前病原学检测的局限性，主要参考临床诊断依据。

单纯疱疹病毒脑炎的诊断要点：①急性或亚急性起病。②发热、咽痛等上呼吸道感染征象。③局灶性神经系统损害表现，可伴有脑膜刺激征。④精神症状及人格改变。⑤口周等皮肤黏膜疱疹病史。⑥脑脊液以淋巴细胞为主的白细胞数轻度或中度增高。⑦EEG 以颞、额叶为中心的双侧不对称弥散性高波幅慢波。⑧CT 或 MRI 显示颞叶、额叶为主软化灶，部分伴出血，可有脑岛、海马及扣带回病变。⑨脑脊液 HSV 抗原 PCR 检测阳性，HSV 抗体检测阳性，或分离出病毒。⑩脑组织活检发现神经细胞核内 Cowdry A 型包涵体或 HSV 病毒颗粒。

病毒性脑炎需要与其他病原菌（细菌、真菌、结核分枝杆菌）等造成的颅内感染鉴别；与各种代谢性或中毒性等因素导致的脑病进行鉴别；还要与静脉系统血栓形成、脑器质性精神病和慢病性毒感染性脑炎鉴别。单纯疱疹病毒性脑炎尚需与脑肿瘤、脑脓肿及其他病毒性脑炎鉴别。

五、治疗

除少数病毒外，中枢神经系统病毒感染的治疗缺乏特效方法。除一般支持、对症治疗外，下列抗病毒药物可供选用。

（一）抗病毒治疗

1.抗 DNA 病毒药物

抗疱疹病毒药物常用的包括阿昔洛韦、乏拉昔洛韦、更昔洛韦及喷昔洛韦和法昔洛韦等。这些药物对中枢神经系统感染的疱疹病毒均有效，但对潜伏的疱疹病毒无效。所有药物均存在不同程度的中枢神经系统、血液系统、泌尿系统及消化系统的不良反应，如头痛、精神障碍、抽搐、红细胞、白细胞和血小板减少、肝肾功能损害、药物性皮疹、静脉炎、药物热等。用药期间应密切观察病情，注意监测血象、肝肾功能，必要时停药。

（1）阿昔洛韦（ACV）：又名无环鸟苷，为去氧鸟苷类化合物，血脑屏障透过率约 50%，发挥作用的重要环节在于抑制疱疹病毒的 DNA 聚合酶，使病毒 DNA 的复制终止。因为脑组织中药物浓度仅为血浆药物浓度的 11%～33%，临床必须给予足够的药物剂量。常用剂量为每次 500 mg 或 10～15 mg/kg，每 8 小时静脉滴注 1 次，连用 14～21 天，或根据病情延长疗程。给药 72 小时后，60%～90%的阿昔洛韦从肾脏排除，当肾功能损伤、肌酐清除率下降或与其他肾毒性药物同时应用时，剂量应适当减少。阿昔洛韦经肝、肾排出，不良反应较少，有皮疹、血尿和血清转氨酶暂时升高等，偶有药物相关的神经系统毒性，如可引起谵妄、嗜睡、幻觉、震颤、共济失调和抽搐等。大剂量静脉滴注或快速注射阿昔洛韦可引起可逆性肾功能异常。阿昔洛韦对水痘-带状疱疹病毒亦有一定疗效，但对其他疱疹病毒的作用不肯定。新生儿播散性感染时，阿昔洛韦使用方便，故为首选。

（2）乏拉昔洛韦：为阿昔洛韦的前体药，口服制剂，吸收迅速完全，在肠壁和肝脏经酶水解后转变为阿昔洛韦，与口服阿昔洛韦相比生物利用度高，有效成分维持时间长，但不作为重症单纯疱疹病毒脑炎的首选药。常用的口服剂量为每次 0.3 g，2 次/天，连用 7～10 天。

（3）更昔洛韦：为去氧鸟苷类化合物，抗疱疹病毒谱广，细胞内半衰期>24 小时，但对疱疹病毒疗效等同于阿昔洛韦，有报道对阿昔洛韦耐药疱疹病毒突变株敏感，对巨细胞病毒的作用也较好。用量 5～15 mg/（kg·d），分 2 次，连续 14～21 天。或每次 250 mg，静脉滴注，1 次/12 小时，每次给药时间须超过 1 天，14～21 天为 1 个疗程。主要不良反应是肾功能损害和骨髓抑制，免疫抑制患者可出现与剂量相关的中性粒细胞和血小板下降，停药后可以恢复。有致畸、致癌和免疫抑制作用。

（4）喷昔洛韦和法昔洛韦：为无环核苷类化合物，为高度选择性抗疱疹病毒药物，抗病毒谱和药理作用与阿昔洛韦相似，但细胞内浓度比阿昔洛韦高，细胞内停留时间比阿昔洛韦长，20 世纪 90 年代被美国 FDA 批准为新的抗病毒药。目前，仅为口服用药，每次 250～500 mg，8 小时 1 次，连用 7～10 天。

2.广谱抗 DNA 病毒药物

膦甲酸或膦甲酸钠为无机焦磷酸盐，抗病毒种类相对较广，如疱疹病毒、EB 病毒等。可抑制病毒体外复制。发挥抗病毒作用在于选择性抑制病毒 DNA 聚合酶的焦磷酸结合位点，从而抑制病毒 DNA 的合成，但不影响人体细胞的 DNA 多聚酶。对阿昔洛韦耐药的单纯疱疹病毒脑炎可更换本药，每次 40 mg/kg，8～12 小时 1 次，连用 14～21 天。

3.抗 DNA 及 RNA 病毒药物

临床常用种类有限，三氮唑核苷又名为利巴韦林，是人工合成的鸟嘌呤核苷类似物，主要机制是抑制 DNA 及 RNA 的合成，阻断病毒复制。成人用量；首次 2 g（30 mg/kg），静脉滴注；以后每次 1 g（15 mg/kg），静脉滴注，6 小时 1 次，使用 4 天；0.5 g（7.5 mg/kg），静脉滴注，6～8 小时 1 次，连用 4 天。临床也可作为预防用药，口服 600 mg，4 次/天，使用 10 天。

（二）癫痫发作的治疗

首次发作者，予以口服抗癫痫药物，常用卡马西平、丙戊酸钠、苯妥英钠口服。癫痫持续状态是本病的危重症状，须尽快控制发作，静脉途径给药作用迅速而有效，首次给药应注意足量，并维持治疗，防止复发。

（三）颅高压的处理

头部床位抬高对降低颅内压有效；常用药物为甘露醇、甘油果糖、速尿（呋塞米）、10%高渗盐水及白蛋白等，建议使用方法为：①甘露醇 125 mL 快速静脉滴注，6～8 小时 1 次，5～7 天后减量。②严重病者可加 20%白蛋白 50 mL，每日 1 次。③甘油果糖 200 mL，2～3 次/天静脉滴注。④10%高渗盐水 50～100 mL 静脉推注，2 次/天，半小时内完成。

（四）激素

肾上腺皮质类固醇具有非特异性抗炎作用，可降低血管通透性、减轻脑水肿、保护血脑屏障。采用早期、大量和短程给药，尤其严重脑水肿时，如地塞米松 10～20 mg/d，连用 10～14 天；或甲基泼尼松龙 500 mg/d 冲击治疗，连用 3～5 天。

（五）对症处理

高热、精神错乱及躁动不安等可分别给予，降温、镇静或安定剂等。注意维持营养及水、电解质平衡，保持呼吸道通畅，给予静脉营养支持。重型病例应加强护理，注意口腔卫生，防治压疮、肺炎及泌尿系统感染等并发症，高热需物理降温。

六、预后

病毒性脑炎预后的好坏，一方面取决于该病毒对脑部所导致病变的广泛性和严重程度。如流行性乙型脑炎病变范围广，单纯疱疹病毒性脑炎如果出现脑组织出血、坏死，预后均差。不同病毒性脑炎的临床症状轻重相差悬殊，重症者短时间内昏迷、反复抽搐、中枢性呼吸衰竭；轻症者无神经系统体征，精神状况良好，经脑脊液及 EEG 检查才发现为脑炎。另一方面取决于患者年龄、身体状况、疾病的严重程度、有无早期诊断和及时治疗。未经抗病毒治疗、治疗不及时或不充分以及病情严重者预后不良，其中单纯疱疹病毒性脑炎病死率高达 60%～80%。及时足量地应用抗病毒药物以及有效治疗，可极大地降低病死率。一般情况下，年轻且意识障碍轻的患者预后较好，可以不留后遗症。婴幼儿、老年人、免疫功能低下者、早期出现意识障碍、癫痫持续状态、影像学提示病灶大、占位征象明显且有出血者，预后不良。

第二节　病毒性脑膜炎

一、概述

病毒性脑膜炎是由各种特异性病毒感染软脑膜（软膜和蛛网膜）后引起弥漫性炎症的一组临床综合征。不同病毒所引起的临床表现无显著差异，临床主要表现发热、头痛、呕吐、倦怠和脑膜刺激征。通常病程短而呈自限经过。引起中枢神经系统病毒感染的病原主要有：肠道病毒、疱疹病毒、黏液病毒、虫媒病毒等。随着组织培养技术的发展和多聚酶链反应技术的应用，使病毒性脑膜炎的诊断阳性率逐步提高。病毒性脑膜炎主要传播途径为经粪-口传染，常在晚春和夏季时有流行倾向，各年龄组都有发病，较多见于儿童。随着近年来腮腺炎、风疹、麻疹和脊髓灰质炎病毒疫苗的预防接种，引起中枢神经系统感染的常见病毒也逐渐发生了变化。

二、病因

目前已明确 80%～85%病毒性脑膜炎为肠道病毒感染，该病毒属于微小核糖核酸病毒科，有 70 多个不同的亚型，包括脊髓灰质炎病毒（Ⅰ～Ⅲ型）（Coxsacke，A 组 23 个型，B 组 6 个型）、埃可病毒（31 个型），以及未分类的肠道病毒（5 个型）。肠道病毒呈世界性分布，人类是肠道病毒的天然宿主，我国多为夏秋季流行，散发病例全年可见。肠道病毒感染无年龄组区别，侵入门户为胃肠道，其次为呼吸道，罕有经结合膜感染者。流行性腮腺炎病毒在病毒性脑膜炎病原中居第二位。流行性腮腺炎病毒是一种 DNA 病毒，经呼吸道飞沫传播，只有一个血清型。全年均可发病，夏季为高峰。单纯疱疹病毒和虫媒病毒也是引起本病的较常见病原体。但腮腺炎病毒、流感病毒及淋巴细胞性脉络丛脑膜炎病毒少见。由于肠道病毒是最主要的病原体，因而大部分学者认为病毒性脑膜炎的流行病学、病因学和临床表现主要为肠道病毒感染的特性。

三、发病机制

引起脑膜炎的病毒经胃肠道（肠道病毒）、呼吸道（流行性腮腺炎病毒、肠道病毒、腺病毒）、皮肤（虫媒病毒、疱疹病毒）或结合膜（某些肠道病毒）进入人体。首先在侵入部位和局部淋巴结内复制，在病毒血症的初期经血源性途径播散至中枢神经系统以外的组织（如皮肤、肝脏、心内膜、腮腺等），偶尔进入中枢神经系统。中枢神经系统的感染发生在病毒血症的后期，即病毒在中枢神经系统以外部位多次复制后，经脉络丛进入脑脊液。

四、临床表现

典型病例呈突然起病，几小时内病情发展至高峰。表现为额部或眶后较剧烈的疼痛，并出现发热，体温可达 38～40℃。此外，常伴周身不适、颈痛、肌痛、眼睛运动时疼痛、畏光、纳差、恶心和呕吐等病毒感染造成的非特异性的全身症状和体征。可出现嗜睡、昏睡或易激惹，很少出现精神障碍。查体时可见有颈项强直，但较细菌性脑膜炎轻。Kernig 征和 Brudzinski 征既可以阳性也可以阴性。但若出现严重意识障碍、神经系统局限性体征或癫痫发作则意味着脑实质受侵犯，应考虑为病毒性脑膜脑炎。

病毒性脑膜炎中枢神经系统以外的表现常提示与所感染的病毒种类有关，某些症状和体征见于特定病毒，有助于病原学诊断。例如，皮疹多为肠道病毒（尤其见于埃可病毒和水痘-带状疱疹病毒），阵发性肋间神经痛、心内膜炎、心肌炎和睾丸炎（B 组柯萨奇病毒）、疱疹性咽峡炎（A 组柯萨奇病毒）、腮腺炎（流行性腮腺炎病毒）和生殖器疱疹（HSV-2）。

病毒性脑膜炎一般症状轻微，发病数日后开始恢复，多数在 2 周内完全恢复。少数患者可出现持续数周的头晕、疲乏、头痛和肌痛等不适症状，个别可持续数月至数年。

五、辅助检查

病毒性脑膜炎的脑脊液外观清亮，压力多为正常。早期以多形核中性粒细胞占优势，尤其是肠道病毒脑膜炎。8～48小时后转为淋巴细胞占优势，淋巴细胞明显增多，达90%～100%，计数一般在（50～500）×10^6/L。流行性腮腺炎病毒性脑膜炎的初期以单核细胞为主。脑脊液中蛋白含量常有轻度升高。脑脊液中糖和氯化物含量大多正常，偶在流行性腮腺炎病毒、HSV-2、水痘带状疱疹病毒性脑膜炎中可出现糖含量轻度减少。

从脑脊液中分离出病毒是确诊病毒性脑膜炎的金标准。所有引起脑膜炎的病毒大部分可从脑脊液中发现，但从脑脊液中分离病毒的成功与否因致病病毒的性质而变化很大，如流行性腮腺炎病毒、单纯疱疹病毒分离容易，而脊髓灰质炎病毒则分离困难。另外，病毒分离需时过长，一般用作回顾性研究之用，临床应用价值不大。由于病毒血症出现在脑膜炎起病之前，因而从血液中分离出病毒的可能性极小。

脑电图检查基本正常，部分见散在慢波，性发作波少见，当病情好转时脑电图异常也逐渐恢复。

六、诊断及鉴别诊断

病毒性脑膜炎的诊断主要依靠临床表现和脑脊液化验检查，患者多呈急性起病，出现以脑膜刺激症状为主的临床表现，脑脊液检查淋巴细胞轻至中度增多，排除其他疾病后可做出本病的临床诊断。确诊须从脑脊液中分离出病毒或PCR检查的阳性结果。绝大多数病毒性脑膜炎实际上没有必要做出确切病原诊断，因为大多为良性自限性病程，治疗上只需对症治疗，不需要应用抗生素。如果需要明确病原学诊断，可以从脑脊液分离病毒或检出IgM抗体或病毒抗原。

病毒性脑膜炎必须鉴别的情况有细菌性脑膜炎的早期，治疗不完全的细菌性脑膜炎、蛛网膜下腔出血、其他原因的无菌性脑膜炎、结核性脑膜炎、真菌性脑膜炎、寄生虫脑膜炎、结缔组织疾病等。

七、治疗

病毒性脑膜炎是一种良性、自限性疾病，多于病后数日内开始恢复，数周内完全康复，无须特殊抗病毒制剂治疗。大多病毒引起的脑膜炎缺乏特异性治疗，主要针对病情改变给予相应营养支持及对症治疗。其中包括：①维持水电解质酸碱平衡和提供均衡营养。②控制体温。③防止高热，若出现过度兴奋、躁动及惊厥者可予镇静剂及安神药物。④对于高度怀疑单纯疱疹病毒和水痘-带状疱疹病毒感染者，可以应用无环鸟苷治疗。前者剂量为 15 mg/（kg·d），后者为 30 mg/（kg·d），分 3 次给药，间隔 8 小时静脉滴注，疗程 10~14 天。

八、预后

病毒性脑膜炎预后良好，通常 10~14 天内恢复，为自限性疾病。脑脊液异常可持续 2 周左右，极少留有后遗症。免疫力差者、出现抽搐发作者、合并脑组织受损者预后较差。

第三节 结核性脑膜炎

一、概述

结核性脑膜炎（TMB）是由结核分枝杆菌引起的脑膜非化脓性炎症。常继发于粟粒结核或其他脏器结核病变。除肺结核外，骨骼关节结核和泌尿生殖系统结核常是血源播散的根源。部分病例也可由于脑实质内或脑膜内的结核病灶液化溃破，使大量结核分枝杆菌进入蛛网膜下腔所致。此外，脑附近组织如中耳、乳突、颈椎、颅骨等结核病灶，亦可直接蔓延，侵犯脑膜，但较为少见。

既往以小儿多见，常为肺原发复合征血源播散的结果，或全身性结核的一部分。成年发病率占半数以上，以青年发病率较高，但也可见于老年。有结核病史者在儿童中约为 55%，在成人中仅为 8%~12%。在发展中国家，由于人口流通和居住、营养条件等问题，结核病仍然多见。而且耐药性的发生、AIDS 发生结核性脑膜炎，故中枢神经系统的结核仍然应该引起重视。

二、病因及发病机制

结核性脑膜炎大部分由人型结核分枝杆菌引起，粟粒性肺结核、淋巴结核、骨结核病灶在感染初期形成结核性菌血症，结核分枝杆菌经血行播散进入颅内，在脑膜内种植形成结核结节，结节破溃后，其中的结核分枝杆菌大量地蔓延到软脑膜、蛛网膜以及脑室的室管膜而发病。也有部分患者是由于结核分枝杆菌从颅骨或椎骨结核病灶直接破溃进入颅内或椎管内。成人患者往往难以找到原发病灶。

结核结节所在部位与中枢神经系统感染后的症状有关。如病灶位于大脑表面或室管膜处，结核结节破裂后细菌播散至蛛网膜下腔或脑室系统可引起脑膜炎。如病灶位于脑实质深部或脊髓膜，则容易形成中枢神经系统结核瘤，一般不会形成脓肿。

三、病理

结核性脑膜炎可出现脑膜脑炎、脑积水和结核性脑血管炎等病理改变。

1.脑膜脑炎

镜下病理可出现渗出、变性及增殖等表现，在不同时期往往有一种或两种病理变化占优势。由于重力作用，结核分枝杆菌侵犯脑膜后以脑底部为主要的感染部位。急性期表现为弥漫性炎性渗出、浑浊充血和形成粟粒状结核结节。脑基底部的脚间池、环池、视交叉池、侧裂池，以及脑底动脉环处积聚大量的黏稠的灰黄色纤维蛋白渗出物，渗出物含淋巴细胞、单核细胞和丰富的蛋白质，脑膜增厚粘连，包绕颅神经和脑底部的血管。可出现Ⅲ、Ⅵ、Ⅶ对颅神经受损。视交叉部粘连可导致视盘水肿，甚至导致视神经萎缩。亚急性期和慢性期出现肉芽组织增生和干酪样坏死，渗出、变性及增殖沿软脑膜扩散，侵入脑实质、室管膜、脊膜和脊髓。干酪样坏死进一步形成干酪纤维病变，脑膜极度增厚。

2.脑积水

结核性脑膜炎常常发生急性脑积水。初期由于脉络膜充血及室管膜炎而致脑脊液生成增加；后期由于脑膜炎症粘连，导致脑蛛网膜粒及其他表浅部的血管间隙、神经根周围间隙脑脊液回吸收功能障碍,这两种情况,可致交通性脑积水。浓稠炎性渗出物积聚于小脑延髓池或堵塞大脑导水管或第四脑室诸孔,可致阻塞性脑积水。脑室内积液过多可使脑室扩大,脑实质受挤压而萎缩变薄。

3.结核性脑血管炎

为中、小动脉的闭塞性动脉炎,血管内膜增厚,管腔狭窄,血栓形成引起供血区的脑梗死,以大脑中动脉受累为主。脑膜炎症的同时脑实质的浅层也有炎性病变,出现不同程度的脑水肿和脑肿胀、大量炎性渗出物。脑表面见多处大小不一的干酪样结节,静脉瘀血。

结核性脑膜炎出现以脑膜为主的广泛炎症改变,大脑皮质、脑血管、脊髓、脊髓膜和颅神经均可受累。由于病变的广泛性,临床症状也多样化。

四、临床表现

1.典型结核性脑膜炎的临床表现可分为 3 期

(1)前驱期(早期):1～2 周,一般起病缓慢,在原有结核病基础上,出现性情改变,如烦躁、易怒、好哭,或精神倦怠、呆滞、嗜睡或睡眠不宁,两眼凝视,食欲不振、消瘦,并有低热、便秘或不明原因的反复呕吐。年长儿可自诉头痛,初可为间歇性,后持续性头痛。婴幼儿表现为皱眉、以手击头、啼哭等。

(2)脑膜刺激期(中期):1～2 周主要为脑膜炎及颅内压增高表现。低热,头痛加剧可呈持续性。呕吐频繁,常呈喷射状,可有感觉过敏,逐渐出现嗜睡、意识障碍。典型脑膜刺激征多见于年长儿,婴儿主要表现为前囟饱满或膨隆、腹壁反射消失、腱反射亢进。若病情继续发展,则进入昏迷状态,可有惊厥发作。此期常出现颅神经受累症状,最常见为面神经、动眼神经及外展神经的瘫痪,多为单侧受累,表现为鼻唇沟消失、眼睑下垂、眼外斜、复视及瞳孔散大。眼底检查可见视神经炎,视乳突水肿,脉络膜可偶见结核结节。

(3)晚期(昏迷期):1～2 周意识障碍加重,反复惊厥,神志进入昏睡甚至昏迷状态,瞳孔散大,对光反射消失、呼吸节律不整,甚至出现潮式呼吸或呼吸暂停。常有代谢性酸中毒、脑性失铁钠综合征、低钾积压症等,水、电解质代谢紊乱。最后体温可升至 40℃ 以上,终因呼吸循环衰竭而死亡。

2.非典型结核性脑膜炎

（1）较大儿非典型结核性脑膜炎多因脑实质隐匿病灶突然破溃，大量结核分枝杆菌侵入脑脊液引起脑膜的急骤反应。起病急，可突然发热、抽搐，脑膜刺激征明显，肺及其他部位可无明显的结核病灶，易误诊为化脓性脑膜炎。

（2）有时表现为颅内压持续增高征象，低热、进行性头痛、逐渐加剧的喷射呕吐。可见视神经盘水肿及动眼、外展、面神经受累症状，易被误诊为脑脓肿或脑肿瘤。

（3）因中耳、乳突结核扩散所致者，往往以发热、耳痛、呕吐起病，易误诊为急性中耳炎，出现脑膜刺激征时易误诊为中耳炎合并化脑，如出现局限性神经系统定位体征时，则易误诊为脑脓肿。

（4）6个月以下的小婴儿，全身血行播散性结核时，可继发结脑，或同时发生结脑，发热、肝脾淋巴结肿大，可伴有皮疹。

五、辅助检查

（一）常规实验室检查

周围血象白细胞正常或轻度增多，血沉轻中度增快，部分血电解质提示低钠、低氯。由于亚临床感染广泛存在，结核分枝杆菌素试验多为阳性，在结核不再流行的国家和地区，结核分枝杆菌素试验阳性对诊断结核感染并不可靠，阴性结果也不能作为排除结核性脑膜炎指标。

（二）脑脊液检查

1.常规检查

脑脊液检查对结核性脑膜炎的诊断极其重要，在应用抗生素之前必须行腰穿检查。但结核性脑膜炎的脑脊液变化并不典型。通常脑脊液压力增高，最高可达 400 mmH$_2$O 以上，成人占 50%，儿童为 40%～75%。常规情况下腰穿脑脊液压力测定能客观地反映颅内压，但需注意以下两种情况：一是因颅内压明显增高，脑脊液流出过快而发生脑疝；二是蛛网膜炎脑脊液流通不畅，腰穿压力正常或下降，不能完全反映颅内压。

脑脊液外观无色透明或浑浊呈毛玻璃状，如合并严重血管炎，可出现血性脑脊液，放置数小时后可见蜘蛛网样白色纤维薄膜形成，是结核性脑膜炎最具有特征性的表现，直接涂片染色可找到结核分枝杆菌，但阳性率很低。

白细胞数增高，在（10～500）×10⁶/L，少数超过1 000×10⁶/L；细胞种类可以多变，在疾病早期或严重病例则可能为中性粒细胞占多数，其后很快以淋巴细胞为主，并持续数周，但脑脊液结核分枝杆菌量大、杀菌后脑膜对结核分枝杆菌裂解产物反应强烈时，多核粒细胞亦可占优势，容易误诊为化脓性脑膜炎。

蛋白含量增高，多数在3.0 g/L以下。晚期有椎管梗阻者超过3.0 g/L。葡萄糖含量降低至2.2 mmol/L以下（同时测血糖对照）。糖和氯化物的降低比其他性质的脑膜炎明显，可作为典型的结核性脑膜炎表现。抗结核药物治疗后，脑脊液细胞数下降和糖含量恢复较快；蛋白含量受脑脊液循环通畅与否的影响，可能下降很慢，或持续不变，或有所增高。乳酸盐的增高对结核性脑膜炎的诊断也有重要价值。

2.特殊检查

（1）微生物学检查：抗酸染色法涂片找到结核分枝杆菌及脑脊液培养出结核分枝杆菌是结核性脑膜炎的金指标。但抗酸染色法涂片敏感性差，结核分枝杆菌检出率很低。改良后使用高速离心沉渣厚涂片法可提高检出率。反复多次送检和增加涂片次数也可提高检出率。脑脊液结核分枝杆菌培养在诊断上起决定性作用，但这项检查受菌量、菌活力和实验环境影响，阳性率低（1/10），而且对培养基的营养要求高，生长缓慢（耗时长），容易受抗结核治疗的影响，在实验室诊断上不作为首选。

脑脊液噬菌体裂解法可显著提高检出率，其原理为分枝杆菌噬菌体能感染活的分枝杆菌，并在菌体内迅速增殖，菌体裂解后释放出子代噬菌体，又可感染随后加入的指示细胞（也是一种分枝杆菌），并使指示细胞裂解，在培养板上出现噬菌斑。根据噬菌斑的有无，即可确定待检标本中是否含有相应的活的分枝杆菌。其优点是仅对结核分枝杆菌敏感，灵敏度显著高于涂片及培养，特异性可达98%以上。此方法快速、简便、易操作，24小时出结果，但对临床脑脊液结核分枝杆菌的检出情况的报道较少。

（2）免疫学及分子生物学检查：常用的免疫学检查方法为补体结合试验、酶联免疫吸附试验等检测脑脊液中特异性 IgG 或 IgM 抗体，不但有较高的敏感性和特异性，还可快速为诊断提供依据。但细菌、真菌抗原成分与分枝杆菌容易出现抗体交叉反应，临床上有较多假阳性，仅作参考。

分子生物学检查方法中聚合酶链反应（PCR）检测脑脊液中 DNA 片段的扩增方法已广泛应用在临床，还有核酸指纹技术、核酸探针技术和核酸扩增杂交技术等发展，不但将检测时间缩短，敏感率及阳性率也极大提高，但对实验室质量控制要求非常严格，否则会使假阳性率显著增高。

（三）影像学检查

1.胸片及头颅 X 线片

怀疑结核性脑膜炎患者应常规行胸片 X 线检查，提供脑外肺结核或胸膜结核的诊断证据。头颅 X 线片如发现颅内数毫米到数厘米松散的球形钙化，常提示中枢神经系统结核的可能。

2.头颅 CT

头颅 CT 平扫和增强扫描是结核性脑膜炎的重要诊断手段，有其特征改变：①脑实质粟粒性结核灶的 CT 表现：在结核性脑膜炎早期，细菌血行播散至脑组织形成小的粟粒样肉芽肿，脑实质广泛、散在、等密度或高密度的粟粒状结节。增强见强化点状小病灶。②渗出物的 CT 表现：结核纤维素渗出、粘连、增厚、肉芽组织增生和干酪样坏死，使脑池模糊不清并稍致密、脑半球表面呈线状或粗毛刺状强化；基底池可完全闭塞，甚至钙化，出现梗阻性或交通性脑积水。③结核结节、结核瘤和结核性脑脓肿的传统表现：显示单发或多发的结节状、盘状、环状或薄包膜状强化病灶，可有高密度钙化点，0.5～2.0 cm 大小，呈不规则团块状或串珠状融合；周围不规则低密度水肿区，若感染严重可出现全脑水肿表现。④血管炎所致脑梗死常在大脑中动脉穿支供血区域。⑤少数出现脊髓蛛网膜下腔闭塞或囊肿形成，脊髓受压；脊髓血管受累出现脊髓软化坏死，空洞形成。

3.头颅 MRI

MRI 对脑部结核病变的显示率较 CT 敏感：①能显示早期或较小的病变，对于结核性脑膜炎具有诊断意义的基底池和大脑凸面的脑膜、侧裂池渗出物较敏感，表现为 T_1WI 低信号和 T_2WI 高信号，强化后比 CT 明显。②对于视交叉、脑干及其周围、颞叶、基底核区、丘脑和脑室周围深部的脑白质等部位的病变，特别对于脑梗死或出血性脑梗死的显示有明显的优势。③能真实反映病变的形态、大小及水肿范围，对软组织分辨率高，有利于显示结核瘤及结核性脑脓肿。④对结核性脑膜炎抗结核治疗效果的早期判断很有价值，特别针对后颅凹病变和微小的结核结节较为敏感。在脑脊液改善之前，病灶的高信号即开始减轻。

六、诊断及鉴别诊断

（一）诊断

根据患者有结核病史或结核病接触史，身体其他部位有结核病灶，出现脑膜刺激征和脑脊液改变的典型病例诊断并不困难。但结核性脑膜炎往往因症状不典型而难以明确诊断。正确的诊断取决于充分认识结核性脑膜炎病理生理发展过程及特点，对临床表现、实验室检查和影像学检查的正确评价，以及对中枢神经系统以外结核病灶的取证。

当脑脊液白细胞总数中度增高（<$500×10^6$/L），且以淋巴细胞为主，脑脊液糖和氯化物含量降低，脑脊液蛋白中度增高即符合结核性脑膜炎的诊断。不系统或不合理的治疗使临床表现或脑脊液改变不典型将增加诊断难度。如何做到早期诊断一直是临床难题之一。对有低热、盗汗等结核中毒症状，同时具有脑膜刺激征者，应首先考虑到本病，需反复多次腰椎穿刺进行脑脊液检查以便确诊。应注意排查是否有神经系统以外结核病史及接触史。头颅 CT 平扫及增强扫描或头颅 MRI 检查对结核性脑膜炎的诊断意义重大。对高度怀疑结核性脑膜炎但一时无法确诊的患者，可进行试验性抗结核治疗，治疗过程中严密观察临床表现及动态监测脑脊液变化。

（二）鉴别诊断

结核性脑膜炎的临床表现复杂，症状也无特异性，在诊断过程中需与其他感染性脑膜炎，尤其是病毒性脑膜炎、化脓性脑膜炎、隐球菌性脑膜炎，以及癌性脑膜炎进行鉴别。脑脊液的特征性改变对于常见脑膜炎的鉴别具有重要意义。

1.病毒性脑膜炎

早期结核性脑膜炎的临床表现和脑脊液常规改变与病毒性脑膜炎极其相似，都会出现头痛、发热、脑膜刺激征等，但病毒性脑膜炎一般出现低热、头痛多不剧烈、轻度或中度脑膜刺激征，脑脊液淋巴细胞轻度升高。脑脊液乳酸正常，C反应蛋白正常，乳酸脱氢酶正常或略高。而结核性脑膜炎临床症状更严重，实验室指标的异常更加明显。为了不延误治疗，有时可抗结核和抗病毒治疗同时进行，在悉心观察中寻找诊断证据。病毒感染有自限性特征，4周左右病情明显好转或痊愈，而结核性脑膜炎病程迁延，短期治疗不易改善。

2.化脓性脑膜炎

急性重症结核性脑膜炎无论临床表现或实验室检查均须与化脓性脑膜炎鉴别，特别是当脑脊液细胞总数＞1000×10⁶/L、分类以多形核粒细胞占优势时。化脓性脑膜炎发病急、高热、寒战。脑脊液浑浊，白细胞增高，以中性粒细胞为主，糖含量较结核性脑炎更低。脑脊液涂片革兰氏染色或脑脊液培养可发现致病菌。但化脓性脑膜炎对治疗反应良好.病情在较短时间内迅速好转。应注意结核性脑炎与化脓性脑膜炎二者的混合感染，一开始脑脊液浑浊，以化脓性脑膜炎为主，治疗后脑脊液转清亮，细胞数下降，但仍压力增高、糖持续性降低、蛋白增高，则应高度警惕结核性脑炎。

3.隐球菌性脑膜炎

结核性脑膜炎与隐球菌性脑膜炎的临床表现和脑脊液改变酷似，故鉴别诊断最为困难，两种脑膜炎均可表现为急性暴发性临床过程，脑脊液常规、生化改变亦极为相似。隐球菌性脑膜炎头痛、呕吐呈渐进性加剧。脑膜刺激征相对较轻，与头痛的程度常不平行，且少有颅神经损害。脑脊液糖含量显著降低，氯化物轻度降低。墨汁染色和培养可见发亮的圆形酵母菌为确诊隐球菌性脑膜炎的指征。临床上重要的是坚持不懈地寻找细菌学证据（结核分枝杆菌和隐球菌），以便做出正确诊断。若临床诊断可疑结核性脑膜炎，需积极抗结核治疗，但未发现明确隐球菌感染证据，不可贸然进行抗真菌治疗。

七、治疗

对结核性脑膜炎应早期诊断，尽快治疗。遵循早期给药、合理选药、联合用药、适量全程规律用药的原则，选用有杀菌、抑菌作用，且易通过血脑屏障的一线药物进行治疗。目的在于迅速杀灭细菌，避免耐药菌株的产生，提高疗效，减少用药剂量，缩短疗程，减轻药物的毒不良反应。所用抗结核药物有异烟肼（H）、链霉素（S）、利福平（R）、吡嗪酰胺（Z）、乙胺丁醇（E）等。其中异烟肼和吡嗪酰胺是自由通过血脑屏障的杀菌药；利福平和链霉素是部分通过血脑屏障的杀菌药；乙胺丁醇是部分通过血脑屏障的抑菌药，抗菌作用与链霉素类似，不良反应比链霉素少，可以替代链霉素组成化疗方案。

（一）结核性脑膜炎的给药方案

1.初治的结核性脑膜炎

多选用 3 hRZS（E）/9 hRE 或 3 hRZS（E）/6 hRE/9 hR 的 12～18 个月化疗方案。

2.重症结核性脑膜炎

可采用 4 hRZS（E）/8 hRE/12 hR 的 24 个月化疗方案。

3.重症的结核性脑膜炎、合并脑外结核尤其是全身血行结核

应选用 6 hRZSE/18 hRE 化疗方案治疗。

4.晚期顽固性或慢性结脑，或合并椎管梗阻

在上述方案的基础上可加用异烟肼和激素鞘内注射。

5.其他

儿童因视神经毒性作用而不选择乙胺丁醇，孕妇因胎儿前庭蜗神经的影响而不选用链霉素。化疗时间采用短疗程（6～8 个月）或"标准"疗程（12～18 个月）。

有研究提示，结核性脑膜炎治疗的强化期延长为 4～6 个月，总疗程延长为 18～24 个月的疗程的复发率为零；强化期应住院治疗，待症状基本消失脑脊液接近正常后，可出院继续治疗，必须全程督导化疗，定期复查到治愈为止。

（二）结核性脑膜炎的一线治疗药物

1.异烟肼（INH）

杀菌药，早期杀菌作用最强，异烟肼易透过血脑屏障，因此是治疗结核性脑膜炎的首选药物,抗菌机制与抑制结核分枝杆菌中分枝菌酸的生物合成有关。强化期应静脉给药。INH

大部分以原形或代谢产物从肾脏排出，小部分经肝脏代谢。主要毒性反应是肝损害、周围神经炎、精神异常和癫痫。若单项血清转氨酶（ALT）轻度升高而无黄疸等明显肝损害症状时，可继续用药；一旦出现明显肝损害表现则应减量或停药。成人用量 10～15 mg/（kg·d），常规 600～900 mg/d，儿童 15～30 mg/（kg·d），静脉滴注，3 个月后减量口服。为了防止或治疗本药所致的周围神经炎，须同时服用维生素 B_6，每日 100 mg。考虑到维生素 B_6 与 INH 相互竞争对疗效的影响，用药时间需分开。

2.利福平（RFP）

杀菌药，不能或不易透过血脑屏障，只有部分通过炎性血脑屏障，尽管脑脊液药物浓度是血中的 10%～20%，但已超过最低抑菌浓度。抗菌机制是特异性抑制细菌 DNA 依赖性 RNA 多聚酶的活性，阻止 mRNA 的合成。主要在肝内代谢，自胆汁排泄。主要不良反应为肝、肾功能损害、胃肠道反应、流行性感冒样综合征及白细胞、血小板减少。RFP 与 INH 联合使用可增加肝损害，必要时减量或停药。成人 450～600 mg/d，儿童 10～20 mg/（kg·d），空腹顿服。异烟肼和利福平合用能防止耐药性的出现，具有一定协同作用。

3.吡嗪酰胺（PZA）

半杀菌药，干扰细菌内的脱氢酶，使细菌对氧的利用障碍。对急性炎症区、干酪病灶及巨噬细胞内相对酸性环境中生长缓慢的结核分枝杆菌具有特殊杀菌作用，能自由通过血脑屏障。毒不良反应主要是药疹、胃肠功能紊乱和肝脏损害，因影响尿酸排泄而致高尿酸关节损害。成人用量为 20～30 mg/（kg·d），常规 1.5 g/d，儿童 10～20 mg/（kg·d），顿服。

4.乙胺丁醇（EMB）

抑菌药，部分通过血脑屏障，脑脊液中浓度是血液浓度的 10%～50%。抑菌机制与结核分枝杆菌内二价离子络合，干扰 RNA 的合成。主要经肾脏排泄，肾功能不全时易蓄积中毒，应适当减量。主要的毒副反应是视神经炎，需定期检查视觉灵敏度和红绿色辨别力，一旦发生视神经损害即刻停药。成人 600～750 mg/d。

5.链霉素（SM）

半杀菌药，脑膜炎症时才容易通过血脑屏障发挥抗菌作用。脑脊液是血中浓度的20%。不良反应是肾小管损害和位听神经损害。成人0.75～1.0 g/d，连续2个月，以后改为隔日1次或每周2次，总量为90 g。

（三）结核性脑膜炎复发的治疗

通常将治疗初治结核病的化疗方案称为结核病的一线化疗方案，复发治疗为二线化疗方案。复治患者根据既往用药史和药敏试验结果，选择敏感药物。一般选择对氨基水杨酸异烟肼、丙硫异烟胺、左氧氟沙星、阿米卡星等。

（四）肾上腺皮质激素的应用

抗结核药物与肾上腺皮质激素并用已成为治疗结脑的常规方法。作用机制：①降低毛细血管壁和细胞膜的通透性，减少渗出及炎性反应，减少脑膜的渗出和脑水肿、促进脑膜和脑实质炎症的消散与吸收、防止纤维组织增生，缓解中毒症状，恢复受损的血脑屏障，改善结脑患者的脑膜刺激征，降低颅内压。②通过抗纤维组织增生作用，减少继发性脑动脉内膜炎、多颅神经炎和脊神经根炎，抑制炎症反应，减少结核性渗出物，降低脑脊液循环通路梗阻的发生率。③减轻Ⅳ型变态反应，抑制结缔组织增生，减少粘连及瘢痕形成。

抗结核药物使用同时配合适当的激素治疗，不仅能提高结脑的疗效，而且对结脑后遗症的发生也有一定程度的预防作用。激素使用必须与有效抗结核药物同时应用，剂量和疗程要适中，需要应用的病例越早用越好。

使用建议：①适用对象：中毒症状明显，持续高热不退者；有蛛网膜下腔阻塞者；有各种神经系统缺损症状者；颅内压增高者。②为尽量避免肾上腺皮质功能减退，选用起效快、作用强、电解质影响小、对脑水肿明显疗效的激素，一般主张使用强的松30 mg/d，最大剂量不超过45 mg/d，强的松龙1.5～2 mg/（kg·d），地塞米松比强的松强5倍，剂量为其1/5；上午8时1次顿服，昏迷、呕吐或脑脊液蛋白明显增高患者静脉滴注。地塞米松5～10 mg/d静脉滴注，或强的松龙100 mg/d，一般应用6～8周，病情好转后减量以至停药。若病情严重者可增加剂量。③临床症状好转，脑膜刺激症状明显缓解，脑脊液检查提示明显好转后，开始递减用量。④激素治疗时间不宜过长，用量不宜过大，激素减量过程中须仔细观察病情变化，若在病情已好转的基础上突然出现体温升高、头痛加剧、脑脊液所见相应恶化等，考虑是否激素"反跳"现象或者合并其他感染，要进行脑脊液复查。若为前者要加大激素用量，若为后者要合并抗菌药物治疗。

（五）颅内高压的处理

若并发高颅压、脑水肿、脑积水，甚至脑疝患者，需积极处理，抢救生命。药物方面需选用脱水利尿药物，常用有甘露醇、甘油果糖、人血白蛋白或血浆、呋塞米、乙酰唑胺等。急性期高颅压及进行性顽固性、难治性高颅压、脑积水者，当使用上述脱水疗法仍不能奏效，需考虑脑脊液引流减压法，包括经腰蛛网膜下腔引流法和经侧脑室引流法。经腰蛛网膜下腔引流法引流脑脊液时应注意缓慢、适量的原则，一般以末压降 $100\sim150$ mmH$_2$O 为宜，每次放脑脊液 $8\sim30$ mL，引流脑脊液次数根据病情及疗效而定：急性者每周 $1\sim2$ 次，慢性者每周 $2\sim3$ 次。经侧脑室引流法引流量为每日 $100\sim350$ mL，平均 200 mL，留置时间为 72 小时以内，高颅压未缓解，无感染征象最长可留置 7 天，高颅压缓解后夹闭 24 小时，观察颅压无增高再决定是否拔管。一旦出现脑疝先兆时，脑室穿刺可作为抢救手段。

（六）改善循环、促进脑代谢药物的应用

结核性炎症刺激可引起脑动脉痉挛或结核性动脉炎，使脑动脉狭窄或闭塞而发生脑梗死，为积极改善脑血循环，纠正代谢紊乱，促进脑功能恢复，防止和减少脑损害产生后遗症，可应用改善脑循环、扩张脑血管药，如尼莫地平、前列腺素 E 等，酌情应用降纤药物。可应用脑代谢活化剂，如胞二磷胆碱、三磷腺苷、辅酶 A 等；也可用各种维生素 B 族药物以改善神经系统代谢。

（七）对症治疗

高热和抽搐会消耗大量的氧，使脑组织缺氧更加严重，从而加剧脑水肿，增高颅内压。对高热者进行物理降温，对抽搐患者可用镇静剂、抗惊厥剂。加强营养以保证足够的热量。

八、预后

本病预后好坏主要决定于治疗的早晚及其神志状态，有神志障碍者，死亡率明显升高。

另外，幼儿死亡率亦较高。

　　我国自普遍推广接种卡介苗和大力开展结核病防治以来，本病的发病率较过去明显下降。并且由于诊断方法的改进、化疗方案的发展和不断完善，结核性脑膜炎的预后大为改观。早期合理治疗，可以完全治愈。如诊断不及时，治疗不合理，或患儿年龄太小、病变太严重等，仍有较高（15%～36%）的病死率。在治疗随访过程中，发现复发病例，再行合理治疗，仍可改善预后。

第六章　周围神经疾病

第一节　脑神经疾病

一、三叉神经痛

三叉神经痛是指三叉神经分布区反复发作的短暂性剧痛。

（一）病因与病理

三叉神经痛分为原发性和继发性两种类型，继发性是指有明确的病因，如邻近三叉神经部位发生的肿瘤（胆脂瘤）、炎症、血管病等引起三叉神经受累，多发性硬化的脑干病灶亦可引起三叉神经痛；原发性是指病因尚不明确者，但随着诊断技术的发展与提高，研究发现主要由伴行小血管（尤其是小动脉）异行扭曲压迫三叉神经根，使局部产生脱髓鞘变化所引起；三叉神经节的神经细胞因反复缺血发作而受损导致发病；其他还有病毒感染，岩骨嵴异常变异产生机械性压迫等。

（二）临床表现

1.年龄、性别

70%～80%发生于40岁以上中老年人，女性略多于男性，约为3：2。

2.疼痛部位

限于三叉神经分布区内，以第二、第三支受累最为常见，95%以上为单侧发病。

3.疼痛性质

常是电灼样、刀割样、撕裂样或针刺样，严重者伴同侧面肌反射性抽搐，称为"痛性抽搐"。发作时可伴有面部潮红、皮温增高、球结膜充血、流泪等。由于疼痛剧烈，患者表情痛苦，常用手掌或毛巾紧按、揉搓疼痛部位。

4.疼痛发作

常无先兆，为突然发生的短暂性剧痛，常持续数秒至 2 min 后突然终止。间歇期几乎完全正常。发作可数天 1 次至每分钟发作数次不等。大多有随病程延长而发作频度增加的趋势，很少自愈。

5.扳机点

在疼痛发作的范围内常有一些特别敏感的区域，稍受触动即引起发作，称为"扳机点"，多分布于口角、鼻翼、颊部或舌面，致使患者不敢进食、说话、洗脸、刷牙，故面部及口腔卫生差，情绪低落，面色憔悴，言谈举止小心翼翼。

6.神经系统检查

原发性三叉神经痛者，神经系统检查正常；继发性三叉神经痛者可有分布区内面部感觉减退、角膜反射消失，也可表现疼痛呈持续性，可合并其他脑神经麻痹。

（三）诊断与鉴别诊断

根据疼痛发作的部位、性质、扳机点等即可诊断。但需注意原发性与继发性的鉴别以及与其他面部疼痛的鉴别。

1.继发性三叉神经痛

应做进一步检查，如脑 CT 或 MRI，必要时进行脑脊液检查，以寻找病因。沿三叉神经走行的 MRI 检查，可发现某些微小病变对三叉神经的压迫等。

2.与其他头面部疼痛鉴别

（1）牙痛，一般为持续性钝痛，可因进食冷、热食物而加剧。

（2）副鼻窦炎，也表现持续性钝痛，可有时间规律，伴脓涕及鼻窦区压痛，鼻窦摄 X 线片有助诊断。

（3）偏头痛，以青年女性多见，发作持续时间数小时至数天，疼痛性质为搏动性或胀痛，可伴恶心、呕吐。先兆性偏头痛患者发作前有眼前闪光、视觉暗点等先兆。

（4）舌咽神经痛，疼痛部位在舌根、软腭、扁桃体、咽部及外耳道，疼痛性质与三叉神经痛相似，也表现短暂发作的剧痛。局麻药喷涂于咽部，可暂时镇痛。

（5）蝶腭神经痛，又称为 Sluder 综合征，鼻与鼻旁窦疾病易使翼腭窝上方的蝶腭神经节及其分支受累而发病，表现鼻根后方、上颌部、上腭及牙龈部发作性疼痛并向额、颞、枕、耳等部位扩散，疼痛性质呈烧灼样、刀割样，较剧烈，可持续数分钟至数小时，发作时可有患侧鼻黏膜充血、鼻塞、流泪。

（四）治疗

原发性三叉神经痛首选药物治疗，无效时可用封闭、神经阻滞或手术治疗等。

1.药物治疗

（1）卡马西平：为抗惊厥药，作用于网状结构-丘脑系统，可抑制三叉神经系统的病理性多神经元反射。初始剂量为 0.1 g，每天 3 次，以后每天增加 0.1 g，分 3 次服用，最大剂量为 1.0 g/d，疼痛停止后，维持治疗剂量 2 周左右，逐渐减量至最小有效维持量。不良反应有头晕、嗜睡、走路不稳、口干、恶心、皮疹等。少见但严重的不良反应是造血系统功能损害，可发生白细胞减少，甚至再生障碍性贫血。罕见的有剥脱性皮炎等。

（2）苯妥英钠：初始量为 0.1 g，每天 3 次，可每天增加 50 mg，最大剂量为 0.6 g/d，疼痛消失 1 周后逐渐减量。不良反应有头晕、嗜睡、牙龈增生及共济失调等。

（3）治疗神经病理性疼痛的新型药物有加巴喷丁、普瑞巴林、奥卡西平等，具有疗效肯定、较少不良反应等优势，可结合患者病情、经济情况及个人意愿选用。

（4）辅助治疗可应用维生素 B_1、维生素 B_{12}，疗程 4～8 周。

2.封闭治疗

将无水乙醇或其他药物如甘油、维生素 B_{12}、泼尼松龙等注射到三叉神经分支或半月神经节内，可获镇痛效果。适应证为药物疗效不佳或不能耐受不良反应；拒绝手术或不适于手术者，疗效可持续 6～12 个月。

3.半月神经节射频热凝治疗

在 X 线或 CT 导向下，将射频电极经皮插入半月节，通电加热 65～80℃，维持 1 min，适应证同封闭治疗。不良反应有面部感觉障碍、角膜炎和带状疱疹等。疗效可达 90%，复发率为 21%～28%，重复应用仍有效。

4.手术治疗

用于其他治疗方法无效的原发性三叉神经痛，手术方式有：①三叉神经显微血管减压术；近期疗效可达80%以上，并发症有面部感觉减退，听力障碍、滑车神经麻痹，外展或面神经损伤等。②三叉神经感觉根部分切断术。③三叉神经脊髓束切断术。

5.γ刀或X线刀治疗

药物与封闭治疗效果不佳，不愿或不适于接受手术的，也可以采用γ刀或X线刀治疗，靶点是三叉神经感觉根。起效一般开始于治疗后1周。由于靶点周围重要结构多，毗邻关系复杂，定位需要特别精确。

二、特发性面神经麻痹

特发性面神经麻痹又称为Bell麻痹或面神经炎，为面神经管中的面神经非特异性炎症引起的周围性面肌瘫痪。

（一）病因、病理与发病机制

病因尚不完全清楚，多认为当风寒、病毒感染和自主神经功能障碍致面神经内的营养血管痉挛，引起面神经缺血、水肿。由于面神经通过狭窄的骨性面神经管出颅，故受压而发病。另外，神经病毒感染一直是被怀疑的致病因素，如带状疱疹、单纯疱疹、流行性腮腺炎、巨细胞病毒等。近年的研究用不同的手段如病毒分离与接种、病毒基因组检测等证实了受损面神经存在单纯疱疹病毒感染。病理变化主要是神经水肿，有不同程度的脱髓鞘。由于面神经管为骨性腔隙，容积有限，如果面神经水肿明显，则使面神经的神经纤维受压，可致不同程度轴索变性，这可能是部分患者恢复不良的重要原因。

（二）临床表现

任何年龄均可发病，男性略多于女性，发病前常有受凉史。部分患者起病前后有患病一侧的耳后乳突区轻度疼痛。起病迅速，一侧面部表情肌瘫痪为突出表现。患者常于清晨洗漱时发现一侧面肌活动不利，口角歪斜，症状在数小时至数天内达到高峰。查体可见一侧面部额纹消失，睑裂变大，鼻唇沟变浅变平，病侧口角低垂，示齿时口角歪向健侧，做鼓腮和吹口哨动作时，患侧漏气。颊肌瘫痪使食物常滞留于齿颊之间。不能抬额、皱眉，眼睑闭合无力或闭合不全。闭目时眼球向上外方转动而露出巩膜，称 Bell 征。由于眼睑闭合不全，所以易并发暴露性角膜炎。下眼睑松弛、外翻，使泪点外转，泪液不能正常引流而表现流泪。

由于面神经病变部位的差别，可附加其他症状：

1.茎乳孔处面神经受损，仅表现同侧周围性面瘫。

2.面神经管内鼓索神经近端的面神经受损，除面神经麻痹外，还有同侧舌前 2/3 味觉丧失，唾液减少，为鼓索神经受累引起。

3.如果在镫骨肌神经近端面神经受损除面神经麻痹外，还表现同侧舌前 2/3 味觉丧失和重听（听觉过敏）。

4.病变在膝状神经节时，除表现为面神经麻痹、同侧舌前 2/3 味觉丧失和重听（听觉过敏）外，还有患侧乳突部疼痛、耳郭和外耳道感觉减退，外耳道或鼓膜出现疱疹，见于带状疱疹病毒引起的膝状神经节炎，称为 Hunt 综合征。

（三）辅助检查

为除外桥小脑角肿瘤、颅底占位病变、脑桥血管病等颅后窝病变，部分患者需做颅脑 MRI 或 CT 扫描。

（四）诊断与鉴别诊断

根据急性发病、一侧的周围性面瘫，而无其他神经系统阳性体征即可诊断。但需与下列疾病鉴别：

1.吉兰-巴雷综合征

可有周围性面瘫，但多为双侧性。少数在起病初期也可表现为单侧，随病程逐渐发展为双侧。其他典型表现如对称性四肢弛缓性瘫痪与脑脊液蛋白-细胞分离等。

2.面神经附近病变累及面神经

急、慢性中耳炎，乳突炎，腮腺炎或肿瘤可侵犯面神经，邻近组织如腮腺肿瘤、淋巴结转移瘤的放射治疗可损伤面神经。应有相应原发病病史。

3.颅后窝肿瘤压迫面神经

如胆脂瘤、皮样囊肿、颅底的肉芽肿、鼻咽癌侵犯颅底等均可引起面神经损害。但起病较慢，有进行性加重的病程特点，且多伴有其他神经系统受累的症状及体征。

4.脑桥内的血管病

可致面神经核损害引起面瘫。但应有脑桥受损的其他体征如交叉性瘫痪等。

5.莱姆病

莱姆病是由蜱传播的螺旋体感染性疾病，可引起脑神经损害，以双侧面神经麻痹常见，常伴皮肤红斑、肌肉疼痛、动脉炎、心肌炎、脾大等多系统损害表现。

（五）治疗.

1.急性期治疗

治疗原则是减轻面神经水肿、改善局部血液循环与防治并发症。

（1）起病 2 周内多主张用肾上腺皮质激素治疗。地塞米松 10～15 mg/d，静脉滴注，连用 1 周后改为泼尼松 30 mg/d，顿服，1 周后逐渐减量。泼尼松 30～60 mg，晨 1 次顿服，连用 7～10 天，以后逐渐减量。但近来国外学者对激素治疗有争议，故其有效性尚待循证医学研究的进一步证实。

（2）补充 B 族维生素，如口服维生素，腺苷辅酶 B_{12} 或肌注维生素 B_1、维生素 B_{12} 等。

（3）Hunt 综合征的抗病毒治疗可用阿昔洛韦 10～20 mg/（kg·d），分 2～3 次静脉滴注，连用 2 周。或更昔洛韦 5～10 mg/（kg·d）静脉滴注，分 1～2 次，连用 7～14 天，并注意血象、肝功能变化。

（4）在茎乳孔附近行超短波透热、红外线照射或局部热敷治疗。注意保护角膜、结膜，预防感染，可采用抗生素眼药水、眼膏点眼，带眼罩等方法。

2.恢复期治疗

病后第 3 周至 6 个月以促使神经功能尽快恢复为主要原则。可继续给予 B 族维生素治疗，可同时采用针灸、按摩、碘离子透入等方法治疗。

3.后遗症期治疗

少数患者在发病 2 年后仍留有不同程度后遗症，严重者可试用面-副神经、面-舌下神经吻合术，但疗效不肯定。

三、面肌痉挛

面肌痉挛又称为面肌抽搐，以一侧面肌阵发性不自主抽动为特点。

（一）病因

面肌痉挛的异常神经冲动可能是面神经通路的某个部位受到压迫而发生水肿、脱髓鞘等改变。病变处纤维"短路"形成异常兴奋。国内外报道，经手术证实部分患者在面神经近脑干部分受邻近血管的压迫，以小脑后下动脉和小脑前下动脉压迫最多见。这与三叉神经痛有着相似的病理解剖机制。部分患者的病因为邻近面神经的肿瘤、颅内感染、血管瘤等累及面神经而引起。少数病例是面神经炎的后遗症。

（二）临床表现

面积痉挛多在中年以后发病，女性多于男性。多数患者首先从一侧眼轮匝肌的阵发性抽动开始，逐渐累及一侧的其他面肌，特别是同侧口角部肌肉最易受累。说话、进食或精神紧张、情绪激动可诱发症状加剧。入睡后抽动停止，神经系统检查可见一侧面部肌肉阵发性抽动，无其他阳性体征。

（三）辅助检查

肌电图于受累侧面肌可记录到同步阵发性高频率发放的动作电位。

（四）诊断与鉴别诊断

以单侧发作性面部表情肌的同步性痉挛为特点，神经系统检查无其他阳性体征，即可诊断。肿瘤、炎症、血管瘤引起的面肌痉挛多伴有其他神经症状和体征，应做 X 线片、脑 CT 或 MRI 检查，以明确病因。还应除外以下疾病：

1.习惯性抽动症

多见于儿童及青壮年，为短暂的眼睑或面部肌肉收缩，常为双侧，可由意志暂时控制。其发病与精神因素有关。脑电图、肌电图正常，抽动时的肌电图所见，与正常肌肉主动收缩波形一致。

2.部分性运动性癫痫

面肌抽搐幅度较大，多同时伴有颈部肌肉、上肢或偏身的抽搐。脑电图可有癫痫波发放。脑 CT 或 MRI 可能有阳性发现。

3.Meige 综合征

即睑痉挛-口下颌肌张力障碍综合征。老年女性多发，表现为双侧眼睑痉挛，伴口舌、面肌、下颌及颈肌肌张力障碍。

4.功能性眼睑痉挛

常见于女性患者，多局限于双侧眼睑肌，下部面肌不受累。可伴有其他癔症症状，其发生、消失与暗示有关。

（五）治疗

1.病因治疗

病因明确者应针对病因积极治疗。

2.药物治疗

（1）可用抗癫痫药、镇静药，如卡马西平 0.1 g，一天 2 次开始，渐增量至 0.2 g，每天 3 次，或苯妥英钠 0.1 g，每天 3 次，或地西泮 2.5 mg，每天 3 次。可能出现头晕、乏力、嗜睡等不良反应。

（2）近年来发展的 A 型肉毒毒素（A，BTX）注射方法可用于治疗包括本病在内的多种局限性异常或过度肌肉收缩，是目前治疗本病的主要方法之一。其作用机制是选择性作用于局部外周胆碱能神经末梢的突触前膜，抑制乙酰胆入囊泡的量子性释放，使肌肉收缩力减弱，缓解肌肉痉挛，注射部位常为眼轮匝肌、颊肌、颧大小肌和额肌。多数报道有效率在 90%以上，并发症主要是面神经炎和暴露性角膜炎。

3.理疗

可选用直流电钙离子透入疗法、红外线疗法或平流电刺激等。可起到缓解肌肉痉挛的作用。

4.显微神经血管减压术

自乳突后开颅,在手术显微镜下将血管与神经分开并垫入涤纶片、吸收性明胶海绵或筋膜等,多能收到较好的疗效。少数可并发面神经麻痹、听力下降及眩晕等。

第二节　脊神经疾病

脊神经疾病的主要临床表现是按照受损神经性或神经支配区分布的运动、感觉和自主神经功能障碍。肌力减退是运动功能障碍的最常见表现,可由轴索变传导阻滞引起,运动功能障碍还可表现为痛性痉挛、肌阵挛、肌束震颤等;大多数脊神经疾病可累及所有直径的感觉纤维,某些疾病会选择性破坏粗或细的感觉纤维,出现共济失调和深浅反射消失提示粗纤维受损;痛温觉损害提示细纤维受损;自主神经功能障碍见于无髓鞘纤维受损。

一、单神经病及神经痛

（一）正中神经麻痹

正中神经由来自 $C_5 \sim T_1$ 的纤维组成,沿肱二头肌内侧沟伴肱动脉下降至前臂分支,支配旋前圆肌、桡侧腕屈肌、各指屈肌、掌长肌、拇对掌肌及拇短展肌。

1.病因

正中神经的常见损伤原因是肘前区静脉注射时,药物外渗引起软组织损伤,或腕部割伤,或患腕管综合征。

2.临床表现

正中神经不同部位受损表现如下:

（1）正中神经受损部位在上臂时,前臂不能旋前,桡侧 3 个手指屈曲功能丧失,握拳无力,拇指不能对掌、外展。大鱼际肌出现萎缩后手掌平坦,拇指紧靠示指,若并尺神经受损则呈现典型"猿手"。掌心、大鱼际、桡侧 3 个半手指掌面和 2、3 指末节背面的皮肤感觉减退或丧失。由于正中神经富含植物性纤维,损伤后常出现灼性神经痛。

（2）当损伤位于前臂中下部时，运动障碍仅有拇指的外展、屈曲与对指功能丧失。

（3）正中神经在腕部经由腕骨与腕横韧带围成的管状结构——腕管中到达手部，当腕管先天性狭窄或腕部过度运动而致摩擦损伤时，正中神经可受累，产生桡侧手掌及桡侧3个半指的疼痛、麻木、感觉减退、手指运动无力和大鱼际肌麻痹、萎缩，称为腕管综合征。通常夜间症状加重，疼痛可放射到前臂甚至肩部。多见于女性，常双侧发病，但利手侧可能发生更早且症状较重。

3.治疗

轻症采用局部夹板固定制动，服用非甾体类抗炎药物，如布洛芬 0.2 g，每天 3 次，配合腕管内注射泼尼松 0.5 mL，加 2%普鲁卡因 0.5 mL，每周 1 次，2 次无效者考虑手术切断腕横韧带以解除正中神经受压。

（二）尺神经麻痹

尺神经由 $C_7 \sim T_1$ 的纤维组成，初在肱动脉内侧下行，继而向后下进入尺神经沟，再沿前臂掌面尺侧下行，主要支配尺侧腕屈肌、指深屈肌尺侧半、小鱼际肌、拇收肌与骨间肌，还支配手掌面 1 个半指，背面 2 个半指的皮肤感觉。

1.病因

尺神经损伤的常见病因是腕、肘部外伤，尺骨鹰嘴部骨折、肘部受压等。

2.临床表现

尺神经损伤的主要表现为手部小肌肉的运动丧失，精细动作困难；屈腕能力减弱并向桡侧偏斜；拇指不能内收，其余各指不能内收和外展；多数手肌萎缩，小鱼际平坦，骨间肌萎缩，骨间隙加深。拇指以外和各掌指关节过伸，第4、第5指的指间关节弯曲，形成"爪形手"。感觉障碍以小指感觉减退或丧失最明显。

尺神经在肘管内受压的临床表现称为肘管综合征。肘管是由肱骨内上髁、尺骨鹰嘴和肘内侧韧带构成的纤维-骨性管道，其管腔狭窄，屈肘时内容积更小，加之位置表浅，尺神经易于此处受到嵌压。主要表现手部尺侧感觉障碍、骨间肌萎缩、肘关节活动受限、肘部尺神经增粗以及肘内侧压痛等。

3.治疗

治疗主要包括肘关节制动、应用非甾体类抗炎药物及手术减压。

（三）桡神经麻痹

桡神经源自 $C_6 \sim T_1$ 神经根，初行于腋动脉后方，继而与肱深动脉伴行入桡神经沟，转向外下至肱骨外上髁上方，于肱桡肌与肱肌间分为浅、深两终支分布于前臂及手背，支配肱三头肌、肘肌、肱桡肌、旋后肌、伸指肌及拇长展肌等，所支配各肌的主要功能是伸肘、伸腕及伸指。由于其位置表浅，是臂丛神经中最易受损的神经。

1.病因

桡神经损伤的常见病因是骨折、外伤、炎症或睡眠时以手代枕、手术中上肢长时间外展和受压、上肢被缚过紧及铅中毒和酒精中毒等。近年来，醉酒深睡导致的桡神经受压损伤发病率有所增加，在病史询问中应予重视。

2.临床表现

桡神经损伤的典型表现是腕下垂，但因受损伤部位不同，症状亦有差异。

（1）高位损伤时（如腋部损伤），上肢所有伸肌瘫痪，肘关节、腕关节和掌指关节均不能伸直。前臂不能旋后，手呈旋前位，垂腕致腕关节不能固定，因而握力减弱。

（2）上臂中 1/3 以下损伤时，伸肘功能保留。

（3）肱骨下端、前臂上 1/3 损伤时伸肘、伸腕功能保留。

（4）腕关节部损伤时仅出现感觉障碍。

桡神经损伤的感觉障碍一般轻微，多仅限于手的虎口区，其他部位因邻近神经的重叠支配而无明显症状。

3.治疗

桡神经再生能力较好，治疗后可恢复功能，预后良好。

（四）腓总神经麻痹

腓总神经源自 $L_4 \sim S_3$ 神经根，在大腿下 1/3 从坐骨神经分出，是坐骨神经的两个主要分支之一。其下行至腓骨头处转向前方，分出腓肠外侧皮神经支配小腿外侧面感觉，在腓骨颈前分为腓深和腓浅神经，前者支配胫骨前肌、趾长伸肌、踇长伸肌、踇短伸肌和趾短伸肌，后者支配腓骨长肌和腓骨短肌及足背 2～5 趾背面皮肤。

1.病因

腓总神经麻痹的最常见原因为各种原因的压迫，如两腿交叉久坐、长时间下蹲位、下肢石膏固定不当及昏迷、沉睡者卧姿不当等；也可因腓骨头或腓骨颈部外伤、骨折等引起；糖尿病、感染、酒精中毒和铅中毒也是致病的原因。在腓骨颈外侧，腓总神经位置表浅，又贴近骨面，因而最易受损。

2.临床表现

腓总神经麻痹的临床表现包括足与足趾不能背屈，足下垂并稍内翻，行走时为使下垂的足尖抬离地面而用力抬高患肢，并以足尖先着地呈跨阈步态。不能用足跟站立和行走，感觉障碍在小腿前外侧和足背。

3.治疗

治疗除针对病因外，可用神经营养药、理疗等。

（五）胫神经麻痹

胫神经由 L_4～S_3 神经根组成。在腘窝上角自坐骨神经分出，在小腿后方下行达内踝后方，分支支配腓肠肌、比目鱼肌、腘肌、跖肌、趾长屈肌和踇长屈肌以及足底的所有短肌。其感觉分支分布于小腿下 1/3 后侧与足底皮肤。

1.病因

胫神经麻痹多为药物、酒精中毒，糖尿病等引起，也见于局部囊肿压迫及小腿损伤。当胫神经及其终末支在踝管处受压时，可引起特征性表现——足与踝部疼痛及足底部感觉减退，称为踝管综合征。其病因包括穿鞋不当、石膏固定过紧、局部损伤后继发的创伤性纤维化以及腱鞘囊肿等。

2.临床表现

胫神经损伤的主要表现是足与足趾不能屈曲，不能用足尖站立和行走，感觉障碍主要在足底。

3.治疗

治疗除针对病因外，可用神经营养药、理疗等。

（六）枕神经痛

枕大神经、枕小神经和耳大神经分别来自 C_2、C_3 神经，分布于枕部、乳突部及外耳。

1.病因

枕神经痛可由感染、受凉等引起，也见于颈椎病、环枕畸形、枕大孔区肿瘤等引起。

2.临床表现

其分布区内的发作性疼痛或持续性钝痛，伴阵发性加剧为枕神经痛。多为一侧发病，可为自发性疼痛，亦可因头颈部的运动、喷嚏、咳嗽诱发或使疼痛加剧，部位多起自枕部，沿神经走行放射，枕大神经痛向头顶部放射，枕小神经痛、耳大神经痛分别向乳突部、外耳部放射，重时伴有眼球后疼痛感。枕大神经的压痛点位于乳突与第 1 颈椎水平后正中点连线的 1/2 处（相当于风池穴）。枕部及后颈部皮肤常有感觉减退或过敏。

3.治疗

治疗主要是针对病因，对症处理可采用局部热敷、封闭，局部性理疗等。药物可口服镇痛药、B 族维生素。疼痛较重时局部封闭效果较好。

（七）臂丛神经痛

臂丛神经由 $C_5 \sim T_1$ 脊神经的前支组成，包含运动、感觉和自主神经纤维，主要支配上肢的运动和感觉。5 个脊神经前支经反复组合与分离在锁骨上方形成上干、中干和下干，在锁骨下方每个干又分成前股、后股，之后由上、中干的前股合成外侧束，下干的前股自成内侧束，3 个干的后股汇合为后束。外侧束先分出一支组成正中神经，而后延续为肌皮神经，内侧束也有部分纤维参与正中神经，而后延续为尺神经。后束则分成一较细小的腋神经和一较粗大的桡神经。一些重要的神经分支起源于臂丛的最近端，靠近神经根的水平，如 C_5、C_6 和 C_7 的前根发出胸长神经支配前锯肌；C_5 发出的肩胛背神经支配菱形肌。

1.病因

常见的病因是臂丛神经炎、神经根型颈椎病、颈椎间盘突出、颈椎及椎管内肿瘤、胸廓出口综合征、肺尖部肿瘤以及臂丛神经外伤。

2.临床表现

臂丛神经痛是由多种病因引起的臂丛支配区的以疼痛、肌无力和肌萎缩为主要表现的综合征。

（1）臂丛神经炎：也称为原发性臂丛神经病或神经痛性肌萎缩，多见于成年人，男性多于女性。约 50%患者有前驱感染史如上感、流感样症状，或接受免疫治疗、外科手术等。因而多数学者认为是一种变态反应性疾病。少数有家族史。

起病呈急性或亚急性，主要是肩胛部和上肢的剧烈疼痛，常持续数小时至 2 周，而后逐渐减轻，但肌无力则逐渐加重，大多数患者的无力在 2~3 周时达高峰。颈部活动、咳嗽或喷嚏一般不会使疼痛加重，但肩与上肢的活动可明显加重疼痛。肌无力多限于肩胛带区和上臂近端，臂丛完全损害者少见。数周后肌肉有不同程度的萎缩及皮肤感觉障碍。部分患者双侧臂丛受累。

（2）继发性臂丛神经痛：主要由于臂丛邻近组织病变压迫，神经根受压有颈椎病、颈椎间盘突出、颈椎结核，颈髓肿瘤、硬膜外转移瘤及蛛网膜炎等。神经干受压有胸出口综合征、颈肋、颈部肿瘤、结核、腋窝淋巴结肿大及肺尖部肿瘤。主要表现颈肩部疼痛，向上臂、前臂外侧和拇指放射，臂丛神经分布区内有不同程度的麻痹表现，可伴有局限性肌萎缩、上肢腱反射减弱或消失。病程长者可有自主神经障碍。神经根型颈椎病是继发性臂丛神经痛最常见的病因。主要症状是根性疼痛，出现颈肩部疼痛，向上肢放射。感觉异常见于拇指与示指；可有肌力减弱伴局限性肌萎缩、患侧上肢腱反射减弱或消失。

3.辅助检查

为判定臂丛损伤的部位和程度，可根据患者情况选择脑脊液化验、肌电图与神经传导速度测定、颈椎摄 X 线片、颈椎 CT 或 MRI 检查可为诊断与鉴别诊断提供重要依据。

4.治疗

臂丛神经炎急性期治疗可用糖皮质激素，如泼尼松 20~40 mg/d，口服，连用 1~2 周，或地塞米松 10~15 mg/d，静脉滴注，待病情好转后逐渐减量。应合用 B 族维生素如维生素

B₁、维生素 B₁₂ 等。可口服非甾体抗炎药，也可应用物理疗法或局部封闭疗法止痛。恢复期注意患肢功能锻炼，给予促进神经细胞代谢药物以及针灸等。约 90% 的患者在 3 年内康复。

颈椎病引起的神经根损害大多数采用非手术综合治疗即可缓解，包括卧床休息、口服非甾体类抗炎药如布洛芬、双氯芬酸钠等。疼痛较重者，可用局部麻醉药加醋酸泼尼松龙 25 mg 在压痛点局部注射。理疗、颈椎牵引也有较好效果。有以下情况可考虑手术治疗：①临床与放射学证据提示伴有脊髓病变。②经适当的综合治疗疼痛不缓解。③受损神经根支配的肌群呈进行性无力。

（八）肋间神经痛

1.病因

肋间神经痛是肋间神经支配区的疼痛，分原发性和继发性。原发性者罕见，继发性者可见于邻近组织感染（如胸椎结核、胸膜炎、肺炎）、外伤、肿瘤（如肺癌、纵隔肿瘤、脊髓肿瘤）、胸椎退行性病变、肋骨骨折等。带状疱疹病毒感染也是常见原因。

2.临床表现

主要临床特点有：①由后向前沿一个或多个肋间呈半环形的放射性疼痛。②呼吸、咳嗽、喷嚏、呵欠或脊柱活动时疼痛加剧。③相应肋骨边缘压痛。④局部皮肤感觉减退或过敏。水痘带状疱疹病毒引起者发病数天内在患处出现带状疱疹。

3.辅助检查

胸部与胸椎影像学检查、腰穿检查可提示继发性肋间神经痛的部分病因。

4.治疗

（1）病因治疗：继发于带状疱疹者给予抗病毒治疗，阿昔洛韦 5～10 mg/kg 静脉滴注，8 小时 1 次；或更昔洛韦 0～10 mg/（kg·d），分 1～2 次静脉滴注，连用 7～14 天。肿瘤、骨折等病因者按其治疗原则行手术、化学药物治疗及放射治疗。

（2）镇静镇痛：可用地西泮、布洛芬、双氯芬酸钠、曲马多等药物。

（3）B 族维生素与血管扩张药物：如维生素 B₁、维生素 B₁₂、烟酸、地巴唑。

（4）理疗：可改善局部血液循环，促进病变组织恢复，但结核和肿瘤患者不宜使用。

（5）封闭：局部麻醉药行相应神经的封闭治疗。

（九）股外侧皮神经病

股外侧皮神经炎也称为感觉异常性股痛、股外侧皮神经炎。股外侧皮神经由 $L_2 \sim L_3$ 脊神经后根组成，是纯感觉神经，发出后向外下斜越髂肌深面达髂前上嵴，经过腹股沟韧带下方达股部。在髂前上嵴下 5～10 cm 处穿出大腿阔筋膜，分布于股前外侧皮肤。

1.病因

股外侧皮神经炎的主要病因是受压与外伤，如穿着紧身衣，长期系用硬质腰带或盆腔肿瘤、妊娠子宫等均是可能的因素。其他如感染、糖尿病、酒精及药物中毒以及动脉硬化等也是常见病因。部分患者病因不明。

2.临床表现

起病可急可缓，多为单侧；大腿前外侧面皮肤感觉异常，包括麻木、针刺样疼痛、烧灼感，可有局部感觉过敏，行走、站立时症状加重，某些患者仅偶尔发现局部感觉减退。查体可有髂前上棘内侧或其下方的压痛点，股外侧皮肤可有局限性感觉减退或缺失。

3.辅助检查

对症状持续者应结合其他专业的检查及盆腔 X 线检查，以明确病因。

4.治疗

治疗除针对病因外，可给予口服 B 族维生素，也可给予镇痛药物。局部理疗、封闭也有疗效。疼痛严重者可手术切开压迫神经的阔筋膜或腹股沟韧带。

（十）坐骨神经痛

坐骨神经痛是沿着坐骨神经径路及其分布区域内以疼痛为主的综合征。坐骨神经是人体中最长的神经，由 $L_4 \sim S_3$ 的脊神经前支组成，经梨状肌下孔出盆腔，在臀大肌深面沿大腿后侧下行达腘窝，在腘窝上角附近分为胫神经和腓总神经，支配大腿后侧和小腿肌群，并传递小腿与足部的皮肤感觉。

1.病因

坐骨神经痛有原发性和继发性两类，原发性坐骨神经痛也称为坐骨神经炎，为感染或中毒等原因损害坐骨神经引起，多与受凉、感冒等感染有关。病原体或毒素经血液播散而致坐骨神经的间质性炎症；继发性者临床多见，是因坐骨神经通路受病变的压迫或刺激所致。根据发病部位可分为根性、丛性和干性。根性坐骨神经痛病变主要在椎管内以及脊椎，如腰椎间盘突出、椎管内肿瘤、脊椎骨结核与骨肿瘤，腰椎黄韧带肥厚、粘连性脊髓蛛网膜炎等；丛性、干性坐骨神经痛的病变主要在椎管外，常为腰骶神经丛及神经干邻近组织病变，如骶髂关节炎、盆腔疾病（肿瘤、子宫附件炎）、妊娠子宫压迫、臀部药物注射位置不当以及外伤等。

2.临床表现

（1）以青壮年男性多见，急性或亚急性起病。

（2）沿坐骨神经走行区的疼痛，自腰部、臀部向大腿后侧、小腿后外侧和足部放射，呈持续性钝痛并阵发性加剧。也有呈刀割样或烧灼样疼痛者。往往夜间疼痛加剧。

（3）患者为减轻疼痛，常采取特殊姿势。卧位时卧向健侧，患侧下肢屈曲；平卧位欲坐起时先使患侧下肢屈曲；坐下时以健侧臀部着力；站立时腰部屈曲，患侧屈髋屈膝，足尖着地；俯身拾物时，先屈曲患侧膝关节。以上动作均是为避免坐骨神经受牵拉而诱发疼痛加重所采取的强迫姿势。

（4）如为根性坐骨神经痛，常伴有腰部僵硬不适，在咳嗽、喷嚏及用力排便时疼痛加剧，患侧小腿外侧和足背可有针刺麻木等感觉。如为干性坐骨神经痛，其疼痛部位主要沿坐骨神经走行，并有几个压痛点：①腰椎旁点，在 L_4、L_5 棘突旁开 2 cm 处。②臀点，坐骨结节与股骨大粗隆之间。③腘点，腘窝横线中点上 2 cm。④腓肠肌点，腓肠肌中点。⑤踝点，外踝后边。

（5）神经系统检查可有轻微体征，Lasegue 征阳性，患侧臀肌松弛、小腿轻度肌萎缩，踝反射减弱或消失。小腿外侧与足背外侧可有轻微感觉减退。

3.辅助检查

辅助检查的主要目的是寻找病因，包括腰骶部 X 线平片、腰部脊柱 CT、MRI 等影像学检查；脑脊液常规、生化及动力学检查；肌电图与神经传导速度测定等。

4.诊断与鉴别诊断

根据疼痛的分布区域、加重的诱因、可以减轻疼痛的姿势、压痛部位、Lasegue 征阳性及踝反射减弱或消失等，坐骨神经痛的诊断一般并无困难，但应注意区分是神经根还是神经干受损。诊断中的重点是明确病因，应详细询问患者病史、全面的体格检查、注意体内是否存在感染病灶，重点检查脊柱、骶髂关节、髋关节及盆腔内组织的情况，有针对性地进行有关辅助检查。

鉴别诊断：主要区别局部软组织病变引起的腰背、臀部及下肢疼痛。腰肌劳损、急性肌纤维组织炎、髋关节病变引起的局部疼痛不向下肢放散，无感觉障碍、肌力减退、踝反射减弱消失等神经体征。

5.治疗

首先应针对病因。如局部占位病变者，应尽早手术治疗。结核感染者需抗结核治疗，腰椎间盘突出引起者大多数经非手术治疗可获缓解。对症处理包括：①卧硬板床休息。②应用消炎镇痛药物如布洛芬 0.2 g 口服，每日 3 次。③B 族维生素，维生素 B_{12} 100 mg 肌内注射，每日 1 次；维生素 B_{12} 针剂 200～500μg 肌内注射，每日 1 次。④局部封闭。⑤局部理疗可用于非结核、肿瘤的患者。⑥在无应用禁忌的前提下可短期口服或静脉应用糖皮质激素治疗，如泼尼松 30 mg 顿服，每日 1 次，地塞米松 10～15 mg 加氯化钠注射液 250 mL 静脉滴注，连用 7～10 天。

二、多发性神经病

多发性神经病曾称作末梢神经炎，是由不同病因引起的、以四肢末端对称性感觉、运动和自主神经功能障碍为主要表现的临床综合征。

（一）病因与发病机制

引起本病的病因都是全身性的。

1.代谢障碍与营养缺乏

糖尿病、尿毒症、血卟啉病、淀粉样变性等疾病由于代谢产物在体内的异常蓄积或神经滋养血管受损均可引起周围神经功能障碍；妊娠、慢性胃肠道疾病或胃肠切除术后，长期酗酒、营养不良等均可因维持神经功能所需的营养物质缺乏而致病。

2.中毒

①药物：呋喃唑酮、呋喃西林、异烟肼、乙胺丁醇、甲硝唑、氯霉素、链霉素、胺碘酮、甲巯咪唑、丙米嗪、长春新碱、顺铂等。②化学毒物：丙烯酰胺、四氯化碳、三氯乙烯、二硫化碳、正己烷、有机磷和有机氯农药、砷制剂、菊酯类农药等。③重金属：铅、汞、铊、铂、锑等。④生物毒素：白喉、伤寒、钩端螺旋体病、布氏杆菌病等。

3.结缔组织病

系统性红斑狼疮、结节性多动脉炎、类风湿关节炎、硬皮病和结节病等可继发多发性神经病。

4.遗传性疾病

遗传性运动感觉性神经病（HMSN）、遗传性共济失调性多发性神经病（Refsum 病）、遗传性淀粉样变性神经病、异染性脑白质营养不良等。

5.其他

恶性肿瘤、麻风病、莱姆病（Lyme disease）与 POEMS 综合征等亦可出现多发性神经病，其机制与致病因子引起的自身免疫反应有关。

（二）病理

主要病理改变是轴索变性与节段性脱髓鞘，以轴索变性更为多见。通常轴索变性从远端开始，向近端发展，即逆死性或称为远端轴索病。

（三）临床表现

可发生于任何年龄。由于病因不同，起病可表现为急性和慢性过程。部分患者有缓解-复发。病情可在数周至数月达到高峰。主要症状体征包括：

1.感觉障碍

呈手套袜套样分布，为肢体远端对称性感觉异常和深浅感觉缺失，常有感觉过敏。感觉异常可表现为刺痛、灼痛、蚁行感、麻木感等。

2.运动障碍

肢体远端不同程度肌力减弱，呈对称性分布，肌张力减低。病程长者可有肌肉萎缩，常发生于骨间肌、蚓状肌、大小鱼际肌、胫前肌和腓骨肌。可有垂腕、垂足和跨阈步态。

3.腱反射减低或消失

以踝反射明显且较膝腱反射减低出现得早。上肢的桡骨膜、肱二头肌、肱三头肌反射也可减低或消失。

4.自主神经功能障碍

肢体远端皮肤变薄、干燥、苍白或青紫、皮温低。

由于病因不同，临床表现也略有不同，将常见的几种分述如下。

（1）呋喃类药物中毒：常见的呋喃类药物有呋喃唑酮（痢特灵）、呋喃妥因（呋喃坦丁）等。症状常在用药后 5～14 天出现。首先表现为肢体远端感觉异常、感觉减退和肢端疼痛。肢端疼痛剧烈者不敢穿鞋穿袜，怕风吹，怕盖被。肢端皮肤多汗，可有色素沉着。肌肉无力与肌萎缩相对较轻。应用此类药物时应密切观察周围神经症状。尤应注意不可超过正常剂量及长时间使用此类药物。

（2）异烟肼中毒：多发生于长期服用异烟肼的患者。临床表现以双下肢远端感觉异常和感觉缺失为主。可有肌力减弱与腱反射消失。其发病机制与异烟肼干扰维生素 B_6 的正常代谢有关。

（3）糖尿病：可继发中枢神经、神经根、神经丛及周围神经干的多种损害，但以周围神经为多；下面糖尿病性多发性神经病。本病表现为感觉、运动、自主神经功能障碍，通常感觉障碍较突出，如出现四肢末端自发性疼痛呈隐痛、刺痛、灼痛，可伴有麻木、蚁行感，夜间症状更重，影响睡眠。症状以下肢更多见；查体可有手套袜套样痛觉障碍，部分患者振动觉与关节位置觉消失，腱反射减弱或消失；也可出现肌力减低和肌萎缩。

（4）尿毒症：尿毒症引起的周围神经病，男性多于女性。运动与感觉神经纤维均可受累，呈对称性。早期可仅表现双下肢或四肢远端的感觉异常，如刺痛、灼痛、麻木与痛觉过敏。症状发生于足踝部者称烧灼足，发生于双小腿者可表现为不安腿综合征。病情继续进展则出现双下肢麻木、感觉缺失、肌力减弱，严重者可有四肢远端肌肉萎缩。

（5）维生素 B_1 的缺乏：可因消化系统疾病引起的吸收功能障碍、长期酗酒、剧烈的妊娠呕吐、慢性消耗性疾病等导致维生素 B_1 缺乏。表现两腿沉重感、腓肠肌压痛或痛性痉挛。可有双足踝部刺痛、灼痛及蚁行感，呈袜套样改变。病情进展可出现小腿肌肉无力，表现垂足行走时呈跨阈步态。腱反射早期亢进，后期减弱或消失。

（6）POEMS 综合征：为一种累及周围神经的多系统病变。病名由 5 种常见临床表现的英文字头组成，即多发性神经病、脏器肿大、内分泌病、M 蛋白和皮肤损害。也有称本病为 Crow-Fukase 综合征。多中年以后起病，男性较多见。起病隐袭、进展慢。依照症状、体征、出现频率可有下列表现：

①呈慢性进行性感觉——运动性多神经病，脑脊液蛋白含量增高。

②皮肤改变：因色素沉着变黑，并有皮肤增厚与多毛。

③内分泌改变：男性出现阳痿、女性化乳房，女性出现闭经、痛性乳房增大和溢乳，可合并糖尿病。

④内脏肿大：肝脾大，周围淋巴结肿大。

⑤水肿：视盘水肿，胸腔积液，腹水，下肢凹陷性水肿。

⑥异常球蛋白血症，血清蛋白电泳出现 M 蛋白，尿检可有本-周蛋白。

⑦骨骼改变：可在脊柱、骨盆、肋骨及肢体近端发现骨硬化性改变，为本病影像学特征。也可有溶骨性病变，骨髓检查可见浆细胞增多或骨髓瘤。

⑧低热、多汗、杵状指。

（四）辅助检查

1.电生理检查

以轴索变性为主的周围神经病表现为运动诱发波幅的降低和失神经支配肌电图表现，以脱髓鞘为主者则主要表现神经传导速度减慢。

2.血生化检测

重点注意检查血糖、尿素氮、肌酐、T_3、T_4、维生素 B_{12} 等代谢物质及激素水平。可疑毒物中毒者需做相应的毒理学测定。

3.免疫学检查

对疑有自身免疫性疾病者可做自身抗体系列检查，疑有生物性致病因子感染者，应做病原体或相应抗体测定。

4.脑脊液常规与生化检查

大多正常，偶有蛋白增高。

5.神经活体组织检查疑为遗传性疾病者可行周围神经活体组织检查，可提供重要的诊断证据。

（五）诊断与鉴别诊断

1.诊断

根据四肢远端对称性运动、感觉和自主神经功能障碍可诊断。

2.查找病因

主要依靠详细的病史、病程特点、伴随症状和辅助检查结果。

3.鉴别诊断

亚急性联合变性发病早期表现与多发性神经病相似，随病情进展逐渐出现双下肢软弱无力、走路不稳、双手动作笨拙等；早期 Babinski 征可为阴性，随病情进展转为阳性；感觉性共济失调是其临床特点之一；肌张力增高、腱反射亢进、锥体束征阳性及深感觉性共济失调是区别于多发性神经病的主要鉴别点。

（六）治疗

1.病因治疗

毒物中毒引起者应尽快停止与毒物的接触，应用补液、解毒剂等促进体内毒物的清除；药物引起者需停药，异烟肼引起者如神经病变较轻，而抗结核治疗必须继续应用时，可不停药，加用维生素 B_6 治疗；代谢性疾病与营养缺乏所致者应积极控制原发病；与自身免疫病相关者需采用糖皮质激素，重症者用地塞米松 10 mg 加氯化钠注射液 250 mL 静脉滴注，连用 7～10 天，继续用泼尼松 30 mg 清晨顿服，每日 1 次，依据病情逐渐减量。免疫球蛋白治疗按 0.15～0.4 g/（kg·d），连用 5～7 天，或应用血浆置换疗法；恶性肿瘤所致者可用手术、化疗、放射治疗等手段治疗。

2.一般治疗

急性期应卧床休息，补充水溶性维生素，维生素 B_1 100 mg 肌内注射，每日 1 次；甲钴胺或氰钴胺 250～500μg 肌内注射，每日 1 次；维生素 B_6 及辅酶 A。选择使用各种神经生长因子。严重疼痛者可用抗癫痫药物，如加巴喷丁、普瑞巴林等。恢复期可增加理疗、康复训练及针灸等综合治疗手段。

参考文献

[1]刘玉光.简明神经外科学[M].济南：山东科学技术出版社，2010.

[2]何永生，黄光富，章翔.新编神经外科学[M].北京：人民卫生出版社，2014.

[3]贾建平，陈生弟.神经病学.（7版）.北京；人民卫生出版社，2013.

[4]吴江，贾建平.神经病学.（3版）.北京：人民卫生出版社，2015.

[5]许长春.神经内科常见病诊疗学[M].北京：世界图书出版社，2012.

[6]崔丽英.神经内科诊疗常规[M].北京：中国医药科技出版社，2012.

[7]黄如训.神经系统疾病临床诊断基础[M].北京：人民卫生出版社，2015.

[8]张朝东，刘盈.神经精神系统疾病[M].上海：上海科学技术出版社，2008.